AF462416

LA

MÉTHODE-CHERVIN

POUR CORRIGER LE

BÉGAIEMENT

ET

TOUS LES AUTRES DÉFAUTS DE PRONONCIATION

EXPLIQUÉE

DANS 38 RAPPORTS, OFFICIELLEMENT RÉDIGÉS,

par l'Académie de médecine, le Conseil de santé des Armées,
les Sociétés médicales de Lyon, Marseille, Toulouse, etc.

SUIVIE D'UNE NOTICE

sur

L'INSTITUTION DES BÈGUES DE PARIS

Fondée, en 1867, avec le concours de M. le Ministre de l'instruction publique,
Subventionnée par la Ville de Paris

DIRIGÉE PAR

LE DOCTEUR CHERVIN

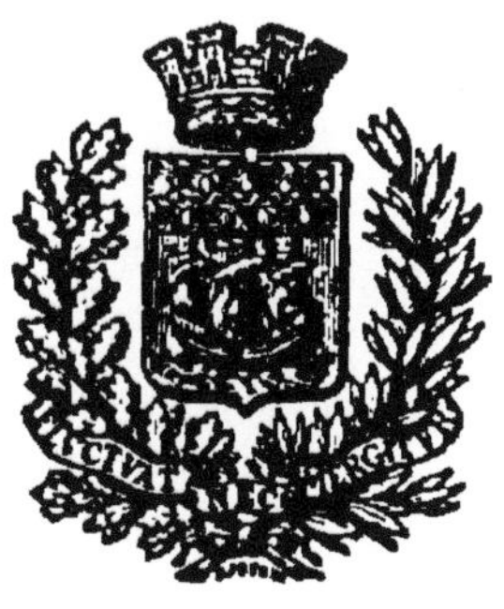

PARIS

90, Avenue d'Eylau, 90

1881

INTRODUCTION

La guérison du bégaiement est-elle possible, et, dans ce cas, quels sont les moyens employés pour y parvenir?

Peut-on corriger le bredouillement, le balbutiement, la blésité?

Qu'est-ce que l'Institution des Bègues de Paris et quelles sont les conditions d'admission à ses cours?

Telles sont les questions qui nous sont posées journellement.

Il nous a semblé que la meilleure manière de satisfaire à ces demandes était, en ce qui a trait à notre méthode pour corriger le bégaiement et les autres défauts de prononciation de placer sous les yeux des intéressés les rapports faits par des commissions officielles, composées d'hommes dont la compétence et l'impartialité étaient à l'abri de tout soupçon.

Mais comme ces rapports constituent un gros volume, nous avons jugé à propos, pour ménager le temps de nos lecteurs, de détacher à leur intention dans chacun d'eux les principaux passages relatifs à la méthode et à ses résultats.

De cette façon, nos lecteurs éclairés par des témoignages irrécusables sauront à quoi s'en tenir sur la valeur de notre enseignement, et nous éviterons ainsi ce dangereux écueil de parler de nous-même et d'être à la fois juge et partie dans notre propre cause.

Pour ce qui est de notre Institution et des conditions d'admission à nos cours, nous donnons, dans une petite notice, tous les renseignements qu'on peut souhaiter à cet égard.

Pour faciliter les recherches, voici dans quel ordre se trouvent placés tous ces documents.

I. — Analyse des rapports officiels sur la Méthode-Chervin.

Nous ferons remarquer tout d'abord que les villes

de Lyon, de Paris, de Marseille, etc., sont rangées dans l'ordre chronologique où elles ont fourni un premier rapport, et les rapports rédigés dans la même ville sont présentés ensemble. Les rapports étrangers sont placés à la suite des rapports français.

§ I.

Analyse des rapports officiels sur la Méthode-Chervin.

LYON

C'est à Lyon, en 1863, que la Méthode-Chervin a été expérimentée publiquement, pour la première fois, par une Commission officielle. Des expériences de la même nature ont eu lieu : une en 1866, deux en 1872 et une en 1873. Il en est résulté cinq rapports dont voici quelques extraits dans leur ordre chronologique.

I. — La Société nationale d'Education de Lyon, de son initiative privée, nomma d'abord une Commission qui s'exprime ainsi :

« M. Chervin repousse les moyens mécaniques ; il n'a recours ni aux cailloux de Démosthènes, ni à la fourchette de M. Itard, ni à la gymnastique linguale de Mme Leigh, ni à la baleine de M. Malebouche, ni à la gesticulation et à l'isochrone de M. Serres, ni au bride-langue et au muthonome de M. Colombat, ni au cintre de M. Hervez de Chégoin, ni au ratelier artificiel de M. Wutzer, ni aux boules de caoutchouc de M. Morin, ni au pince-nez de M. Guillaume, ni à la cravate de M. Bates, etc.

Pour opérer la guérison d'un bègue, M. Chervin ne raisonne pas avec lui son infirmité ; il va droit au but en le forçant, sans qu'il s'en doute, à se corriger. Après quelques exercices de gymnastique linguale variant suivant la forme du bégaiement, après quelques conversations qu'il a eues avec son élève, celui-ci est tout étonné de voir qu'il prononce bien ; c'est une habitude qu'il a prise de bien articuler en *imitant*. Désormais, il ne sera plus l'objet du ridicule et des moqueries, et il pourra, grâce au service rendu, embrasser la carrière qui convient à ses goûts (1). »

II. — Quelques années plus tard, M. le Préfet du Rhône instituait une Commission spéciale pour suivre, dans tous ses détails, l'application de notre méthode.

1. *Rapport Officiel présenté à la Société Nationale d'Education de Lyon*, par une Commission déléguée par elle et ainsi composée : M. le docteur Desgranges, ex-chirurgien en chef de l'Hôtel-Dieu de Lyon ; MM. les docteurs Fonteret et Passot, membres de la Société nationale de médecine de Lyon, — sur la Méthode employée pour la cure du bégaiement et de tous les autres vices de prononciation, par M. Chervin aîné, officier d'Académie. — 1863.

Après avoir désapprouvé les tentatives faites jusqu'à ce jour pour corriger le bégaiement, M. le docteur Gubian, rapporteur de cette Commission, ajoute :

« Notre science, plus simple aujourd'hui, par cela même qu'elle est vraie, remontant à la nature de la maladie, adopte un traitement qui agit directement sur l'intelligence et produit consécutivement, par les organes locomoteurs, les modifications que leur impose l'ordonnateur cérébral.

C'est donc sur le siége de l'intelligence, sur le cerveau lui-même, que le professeur fixe son attention ; il exerce une nouvelle et véritable éducation de la parole. Le génie du traitement réside dans le *rhythme*, l'*ordre*, la *précision*, qu'il rétablit par l'exemple de *régularité*, de *douceur* et de *patience*, qu'il donne à son élève, en faisant exécuter ses *formules de prononciation et de langage* avec une lenteur *mesurée et calculée*.

M. Chervin professe réellement une méthode essentiellement intelligente, physiologique et gymnastique, qui guérit le bégaiement dans un ordre d'idées plus élevé, mais à peu près de la même manière qu'un gymnasiarque instruit et intelligent change un choréique grêle et difforme en un homme bien conformé, agile et vigoureux(1). »

III. — La Société nationale de Médecine de Lyon, consultée par le Conseil général du Rhône, répondit ce qui suit :

« Arrivant à l'appréciation que nous avons à émettre sur la Méthode-Chervin, nous vous dirons, Messieurs, qu'elle nous a paru reposer sur des bases solides et rationnelles, qu'elle est actuellement une méthode complète, raisonnée, intelligente et donnant des résultats sérieux. Elle a pour but le redressement et le développement régulier des agents de la parole ; ses exercices de langage, bien choisis et bien gradués, sont exécutés avec facilité et avec ensemble ; les élèves, dont nous avons suivi le traitement, parlaient à la fin de leur *Cours de prononciation*, un langage surveillé, mais correct et facile qui se fortifie ensuite par habitude, devient précis, naturel, sans trace d'efforts comme nous l'avons constaté chez les anciens élèves revus par nous, plusieurs années après leur traitement.

Le cours dure vingt jours et comprend trois périodes : pen-

1. *Rapport officiel de la Commission, instituée par le sénateur Préfet du Rhône* pour l'examen de la Méthode curative du bégaiement de M. Chervin aîné, officier d'Académie. Membres de la Commission : M. L. Aubin, inspecteur de l'Académie de Lyon, chevalier de la Légion d'honneur ; M. le Docteur Gubian, président de la Société nationale de Médecine de Lyon, chevalier de la Légion d'honneur ; M. l'abbé Hyvrier, supérieur de l'Institution des Chartreux, chevalier de la Légion d'honneur ; M. Valois, ancien magistrat, président de la Société d'instruction primaire du Rhône, officier de la Légion d'honneur. — 1866.

dant la première, l'élève est soumis à un silence complet ; ce temps est employé à rompre avec la mauvaise habitude. Pendant la deuxième, l'élève parle, mais lentement, posément, méthodiquement ; ce temps est employé à contracter un langage facile et naturel. Pendant la troisième, l'élève parle couramment, non aussi vite que ceux qui courent, mangent leurs mots ou bredouillent, mais comme toutes les personnes qui ont fait un apprentissage de la parole, c'est-à-dire comme les personnes qui parlent bien ; cette période est employée à fortifier la nouvelle manière de parler et à la rendre durable.

Elle conclut :

« 1° La Méthode-Chervin est facile et très expéditive ; 2° Elle donne des résultats durables ; 3° Elle mérite d'être approuvée et recommandée à toute la sollicitude du Conseil Général, qui, en accordant une allocation à son auteur, rendra un vrai service aux bègues indigents (1). »

IV. — Le Comité pour l'Instruction publique à l'Exposition internationale de Lyon, se résume ainsi au sujet des bègues et de la Méthode qu'il a eu à examiner :

« Tous ces pauvres infortunés qui ne pouvaient, il y a quelques jours, articuler un seul mot sans rencontrer plus ou moins de difficulté parlaient aujourd'hui avec facilité ; grimaces et contorsions avaient disparu, et l'expression de tristesse avait fait place à celle de la joie qui rayonnait sur tous les visages. M. Chervin voulut bien donner à la Commission un résumé de toutes les leçons : depuis *la pose de la voix*, *les sons séparés*, *les sons liés*, *les voyelles*, *les consonnes*, *les syllabes*, *les mots*, *les phrases*, jusqu'à *la lecture*, *la récitation* et *l'improvisation*.

Le Comité a ensuite entendu plusieurs anciens élèves de M. Chervin, une dizaine au moins, dont la guérison remonte à plus de dix ans. Ces élèves, fort connus à Lyon, se sont exprimés avec beaucoup de facilité, tous témoignent en faveur de la bonté de la Méthode (2). »

V. — Les lignes suivantes sont extraites du cinquième

1. *Rapport officiel à la Société de médecine de Lyon*, par ses délégués MM. les docteurs PASSOT, FONTERET et MARDUEL. rapport demandé par le Conseil général du Rhône. — 1872.

2. *Rapport officiel du Comité pour l'Instruction publique à l'Exposition internationale de Lyon*, rapport demandé par M. le Président de l'Exposition. Membres du Comité : M. D. GIRARDON, Professeur à l'École La Martinière et à l'École des Beaux-Arts, Directeur de l'Enseignement de la Société d'Enseignement Professionnel du Rhône ; M. LANG, ancien Élève de l'École Polytechnique, Professeur à l'École Centrale Lyonnaise, Directeur de la Société d'Enseignement Professionnel du Rhône. M. GOYBET, Principal de l'École La Martinière ; M. A. GIRARDON, ancien Élève de l'École Polytechnique, Professeur à l'École Centrale Lyonnaise et à l'Enseignement Professionnel ; M. le docteur SOULIER, Médecin des Hôpitaux de Lyon, Rapporteur. — 1872.

et dernier rapport lyonnais ; ce rapport s'adresse au Comité pour l'Instruction publique de la deuxième Exposition internationale de Lyon.

« Ainsi, Messieurs, vous avez vu ces malheureux, les uns de vrais muets, les autres de vrais aboyeurs, d'autres poussant leur langue comme des épileptiques ou des maniaques. Vous avez vu, le 24 juin, ces malheureux de tout âge, dont quelques-uns essayaient durant vingt et même quarante-cinq secondes de prononcer une syllabe ou d'émettre un son articulé.

Vous les avez vus, le 11 juillet, vingt jours plus tard, lisant, récitant, parlant, répondant, racontant ce que vous leur faisiez improviser, sans que vous puissiez trouver dans leur langage rien que de très ordinaire ; si ce n'est une légère apparence du rhythme naturel, qui a servi à faciliter leur guérison et dont ils ont gardé une instinctive habitude.

Vous avez vu avec quel intérêt les élèves se suspendaient aux lèvres de leurs patients et dévoués professeurs, comment ils trouvaient dans leurs yeux et leur physionomie l'indication et le guide de tous les organes mis en jeu.

Vous avez constaté que, dans cette infirmité purement nerveuse (et la preuve en est qu'elle guérit sans opération et qu'une opération ne la guérit pas), il n'y avait que des troubles fonctionnels dont le traitement a été institué à l'aide d'exercices bien ordonnés des différents organes en désarroi, depuis le système nerveux de la vie de relation (intelligence, sensibilité, volonté), jusqu'à la pose générale de la voix, la respiration, l'émission et l'articulation des sons, etc. Vous avez constaté que, dans le traitement comme dans la maladie, le professeur avait su trouver l'unité dans la variété ; qu'après l'exercice isolé des différents organes, il les exerçait tous ensemble et arrivait même à exercer ensemble les différents élèves. »

Le rapporteur continue :

« C'est une méthode basée sur la physiologie des organes de la voix, leurs phénomènes physiologiques et leurs rapports entre eux ; c'est une méthode d'autant meilleure qu'elle repose sur des bases plus solides, c'est-à-dire plus logiques, plus scientifiques et plus pratiques, qu'elle est plus graduée, qu'elle sait intéresser, captiver l'élève et l'entraîner sans le fatiguer, enfin, que les effets de son application *sont durables* (1). »

1. *Rapport officiel* du *Comité pour l'Instruction publique à la 2e Exposition internationale de Lyon*, rapport demandé par M. le Président de l'Exposition. Membres du Comité : M. Poncin, chef d'institution, Président, M. Bellin, Docteur en droit, M. Berchoud fils, Docteur en médecine ; M. Burdin, architecte ; M. Sarret, pharmacien ; M. Jutet, Docteur en médecine, Rapporteur. — 1873.

2

PARIS

I. — En août 1866, à la suite d'un rapport de M. Charles Robert, secrétaire général du ministère, M. Duruy, Ministre de l'Instruction publique, adressait les lignes suivantes à M. Chervin :

« J'ai pris connaissance de la méthode curative du bégaiement dont vous êtes l'auteur et des résultats qu'elle a produits ; je ne puis que vous féliciter, Monsieur, des succès obtenus. »

L'année suivante, un arrêté ministériel allouait une subvention à M. Chervin pour lui venir en aide dans la création de l'*Institution des Bègues de Paris*.

II. — En 1874, M. le maire du XVIe arrondissement chargeait une Commission spéciale (1) de lui présenter un rapport sur l'*Institution des Bègues de Paris*.

Voici ce qu'on lit dans ce rapport :

« Que, d'une part, le commandement soit vague, indécis, troublé, les organes vocaux manqueront d'ensemble dans l'exécution, et la parole sera hésitante, saccadée, difficile. Que, d'autre part, le jeu du soufflet qui doit faire vibrer les cordes vocales soit irrégulier, que la glotte se ferme trop tôt ou trop tard, que la langue et les lèvres soient inhabiles à occuper les différentes positions qui leur sont propres, la parole se produira mal ou ne se produira pas. Partant de ces données, les conditions du traitement du bégaiement sont ramenées à ceci : discipliner la pensée aussi bien que les appareils respiratoire, phonateur et articulateur, qui composent l'instrument vocal. Or, M. Chervin y arrive précisément en habituant l'esprit à la réflexion, au discernement et au commandement, et, d'autre part, en ramenant tous les organes de la parole à leur fonctionnement naturel.

Dans cette MÉTHODE, où tout est emprunté à la nature, et où tout parle à l'intelligence, le maître, pour être mieux compris, exécute tous les exercices qu'il démontre à ses élèves. Aussi l'entend-on souvent répéter : « Regardez-moi, écoutez-moi et faites comme moi. » C'est un enseignement vivant, auquel il faut assister pour en comprendre les secrets et les ressources, et dont, par consé-

1. *Rapport officiel à M. le maire du XVIe arrondissement de Paris*, sur l'enseignement suivi à l'*Institution des Bègues de Paris*. Membres de la Commission : M. AUBERT, chef d'institution, membre du Conseil supérieur de l'Instruction publique, Adjoint au Maire du XVIe arrondissement ; M. le Dr O. LARCHER, lauréat de l'Institut de France et de l'Académie de Médecine de Paris, etc. — 1874.

quent, nous n'essayerons pas ici de donner l'exposé complet.

Les PROCÉDÉS de la Méthode-Chervin sont : la lecture, la récitation et la conversation, pratiqués avec la plus grande attention dans des exercices de langage, gradués, variés et nombreux, présentant à résoudre toutes les difficultés qui sont propres aux bègues.

Ces exercices se composent d'un mélange habile de voyelles, de consonnes, de modulations hautes, basses, brèves, prolongées, coupées par des pauses bien ménagées, qui soutiennent la voix et éclairent la phrase. L'ensemble de ces exercices forme un ENSEIGNEMENT COMPLET que l'auteur a réussi à rendre accessible à toutes les intelligences. »

III. — La même année, M. le Préfet de la Seine demandait à l'Académie de Médecine son avis sur la Méthode-Chervin.

L'Académie nomma une Commission (1) qui lui fit un rapport dont sont extraits les passages suivants :

« Voyons en quoi consiste la Méthode-Chervin.

Nous avons établi que le trouble de la fonction respiratoire au moment de la phonation constituait un des éléments principaux du bégaiement ainsi que l'état choréique de l'appareil musculaire qui concourt à l'articulation des mots. Le but de la méthode doit donc consister à régulariser la respiration dans ses deux temps, à prolonger l'expiration de manière à permettre l'articulation d'une phrase entière sans arrêt, à combattre l'état choréique de l'appareil musculaire, et enfin à enseigner les positions normales de la langue et des lèvres, les degrés d'ouverture de la bouche dans la prononciation des lettres, des syllabes et des phrases. Comme complément enfin, elle enseigne à donner aux phrases le ton et l'expression.

Les bègues ne bégaient pas en chantant ; c'est que le chant est une gymnastique de la respiration et des organes de la phonation qui sont soutenus et guidés par le rhythme. C'est la gymnastique qui constitue la base du traitement de M. Chervin. Gymnastique respiratoire d'abord, puis gymnastique musculaire ; or, la gymnastique est un des traitements les plus efficaces de la chorée.

Après un silence complet, qui doit précéder le traitement pour laisser reposer les organes et rompre les habitudes vicieuses, le traitement débute par des exercices de respiration, suivis d'exercices de prononciation des voyelles, qui commencent à

1. *Rapport officiel à l'Académie de médecine, par la Commission instituée sur la demande de M. le Préfet de la Seine* pour l'examen de la Méthode de traitement des Bègues, de M Chervin, Membres de la Commission : MM. BOUVIER, officier de la Légion d'Honneur, médecin honoraire des hôpitaux ; HERVEZ DE CHÉGOIN, officier de la Légion d'Honneur, chirurgien honoraire des hôpitaux ; BAILLARGER, chevalier de la Légion d'Honneur, médecin de la Salpêtrière ; MOUTARD-MARTIN, chevalier de la Légion d'Honneur, médecin de l'hôpital Beaujon, rapporteur. — 1874.

proprement parler la gymnastique des organes de la phonation articulée, et c'est alors que commence aussi la démonstration des positions que doivent occuper la langue et les lèvres, la forme que doit prendre la bouche dans l'émission de chaque lettre de l'alphabet. A ces premiers exercices, succèdent les assemblages de lettres, voyelles et consonnes, dans les différentes positions respectives qu'elles peuvent occuper ; enfin, les mots et les phrases avec l'intonation et l'expression qu'elles comportent.

La base de ces exercices est l'imitation. Le professeur exécute tout ce qu'il demande, respire avec ses élèves, émet des sons avec eux, prononce les phrases qu'ils répètent en même temps que lui. Il est pour eux l'instrument qui guide et qui soutient le chanteur.

La durée du traitement par la méthode de M. Chervin est très courte, et votre Commission a été surprise des résultats obtenus en aussi peu de temps ; il faut ajouter toutefois que si le cours ne dure que vingt jours, ces vingt journées sont bien remplies. M. Chervin tient ses élèves depuis huit heures du matin jusqu'à six heures du soir ; il leur donne quatre heures de leçons par jour, et, pendant quelques jours, ils doivent garder un silence complet, afin de ne pas retomber dans leurs habitudes vicieuses.

La courte durée du traitement constitue un des caractères principaux de la méthode. Elle offre un avantage très grand, c'est que, si les élèves se fatiguent par une grande assiduité continue pendant vingt jours, ils n'ont pas le temps de se décourager, ils voient leurs progrès, ils les sentent, et l'espoir d'être prochainement délivrés d'une fâcheuse infirmité les maintient.

Mais les rechutes ne sont-elles pas plus à craindre après un traitement d'aussi courte durée? Votre Commission a pu voir un certain nombre d'anciens élèves de M. Chervin, guéris depuis plusieurs années, parlant parfaitement et sans hésitation.

M. Chervin commençait un cours le 6 juillet dernier ; vos commissaires se sont fait présenter tous les élèves qui devaient suivre ce cours, et ont constaté leur état avant tout traitement. Nous avons observé et interrogé seize malades présentant tous les degrés du bégaiement et même de simples vices de prononciation ; l'âge variait de neuf à trente ans ; toutes les conditions sociales étaient représentées, et, suivant la loi commune, il n'y avait que deux élèves du sexe féminin. Parmi les hommes, deux avaient été réformés pour cause de bégaiement. Une jeune fille de dix-huit ans, porteuse de pain, avait cette forme de bégaiement que l'on a appelé *muet*.

Nous avons assisté à plusieurs leçons, et le dernier jour nous avons revu et interrogé chacun des élèves qui avaient suivi le cours ; ils étaient restés quinze.

Sur les quinze, quatorze parlaient couramment, facilement, avec expression, mais quelques-uns en rhythmant les mots et les phrases. Une des deux femmes, quoique très améliorée, n'était pas encore guérie ; mais elle est Alsacienne, elle comprend difficilement le français et ne sait pas lire ; ce qui complique le traitement.

Vendredi dernier, 21 août, nous avons revu sept de ces élèves, dont le cours est terminé depuis un mois, parmi eux l'Alsacienne dont nous venons de parler et dont l'état s'est notablement amélioré ; la porteuse de pain, qui était muette, et les cinq autres parlaient absolument bien. Les sept autres ont répondu par écrit qu'ils étaient guéris et satisfaits.

Ces résultats, très concluants, sont complétement confirmés par ceux qui sont consignés dans de nombreux rapports faits par des Commissions médicales, et quelquefois médicales et pédagogiques, sur les cours de M. Chervin, à Lyon, à Bordeaux, Marseille, au Mans, à Bruxelles, etc.

En présence des faits dont elle a été témoin, votre Commission vous propose de répondre à M. le Préfet :

1° Qu'au point de vue scientifique, la méthode de traitement des bègues de M. Chervin est rationnelle ;

2° Qu'elle produit des résultats très remarquables, et qu'elle peut rendre des services signalés ;

3° Qu'un de ses avantages importants est la promptitude des résultats qui paraissent se maintenir, comme la Commission l'a constaté sur un certain nombre de sujets ;

4° Qu'il y a lieu de l'encourager et de l'aider dans le bien qu'elle est appelée à accomplir. »

Ces conclusions, mises successivement aux voix, ont été adoptées.

IV. — Enfin, en 1875, M. le Ministre de la guerre adressait à M. Chervin la lettre qu'on va lire.

« Monsieur, sur la demande que vous m'en avez faite, j'ai invité le Conseil de santé des armées à examiner votre méthode curative du bégaiement et à se prononcer sur sa valeur.

Le Conseil de santé, après avoir suivi l'enseignement de vos cours et constaté l'état des malades avant et après le traitement, n'a pu s'empêcher de reconnaître les remarquables résultats que vous avez obtenus, et il s'associe pleinement aux éloges accordés à votre méthode par diverses Sociétés savantes et notamment par l'Académie de Médecine de Paris.

Je suis heureux d'avoir à vous faire part de l'avis favorable de ce Comité et de vous en exprimer mes sincères félicitations. »

MARSEILLE

Trois rapports ont été officiellement rédigés sur la Méthode-Chervin, en 1869, 1873 et 1874 ; on y remarque les passages que voici.

I. — M. Peyrot, inspecteur d'Académie, s'exprime ainsi au Conseil municipal de Marseille :

« Le cours municipal à l'usage des bègues a complétement répondu aux promesses de M. Chervin et aux espérances du Conseil Municipal. »

Il continue :

« Le système de M. Chervin, par sa simplicité et ses résultats, est un véritable bienfait pour l'humanité (1). »

II. — Un peu plus tard, M. le docteur Isoard, Adjoint au Maire de Marseille, se résume de la manière suivante devant ses collègues de la Commission des Sciences et Arts du Conseil Municipal :

« M. le professeur Chervin vient de nouveau faire bénéficier notre population des avantages de sa méthode pour le traitement des bègues. Cette méthode pour laquelle il a mis en application des études anatomiques et physiologiques approfondies sur les causes du bégaiement, a déjà donné des résultats surprenants consignés dans de nombreux Rapports publiés par les Commissions instituées pour les constater. Elle consiste surtout dans l'application méthodique et raisonnée d'exercices dressés par lui et gradués de façon à vaincre en peu de jours cette difficulté du langage qu'il fait remonter à une cause plutôt morale que physique, et à donner à la parole l'ordre, le rhythme, la régularité qui font défaut chez les bègues. Les départements du midi de la France, la statistique le constate, sont ceux où cette infirmité se rencontre le plus fréquemment. Le tempérament méridional donne à cette affection un caractère de persistance particulier ; néanmoins dans nos confins, comme dans le nord, les résultats sont identiques, et j'ai pu constater que les sujets qui pouvaient à peine articuler quelques mots, au prix des plus grands efforts, ont acquis en vingt

1. *Rapport officiel à MM. les Membres du Conseil municipal de Marseille*, par M. le docteur Boyer, adjoint, chevalier de la Légion d'honneur ; M. Guibert, avocat, membre du Conseil municipal ; M. Peyrot, inspecteur d'Académie, chevalier de la Légion d'honneur, — sur le Cours de prononciation à l'usage des bègues, subventionné par le Conseil Municipal et professé par M. Chervin aîné, officier d'Académie, directeur-fondateur de l'Institution des bègues de Paris. — 1869.

jours de leçons, une facilité de langage qui ne laisserait pas douter qu'ils ont jamais bégayé (1). »

III. — Enfin, la Société nationale de médecine de Marseille, consultée par M. le Préfet des Bouches-du-Rhône au nom du Conseil général, termine ainsi son appréciation par l'organe du Dr Pauchon :

« Les malheureux qui au début du cours pouvaient à peine prononcer deux mots sans grimacer horriblement, lisaient et parlaient après vingt jours de traitement, avec autant de facilité que s'ils n'avaient jamais bégayé. Toutefois, il faut noter que le succès n'était pas aussi marqué chez tous. Ceux qui, doués d'une intelligence développée et d'une instruction plus grande, avaient plus que les autres le désir de se débarrasser de leur infirmité, avaient obtenu des résultats plus rapides et plus complets.

En quoi consiste la Méthode-Chervin? D'abord elle rejette absolument l'emploi de tout moyen mécanique. Elle se propose, au début du traitement, de faire oublier au bègue son défaut en le soumettant au silence absolu, c'est-à-dire, en mettant les organes malades au repos. Puis il apprend à articuler successivement des lettres, des syllabes, des périodes d'une manière lente et mesurée en coupant les phrases et en débutant toujours par une inspiration normale. Les mouvements cadencés de la main, gestes naturels accompagnateurs ne sont qu'un accessoire, et M. Chervin ne les emploie qu'au commencement des leçons. Enfin l'*imitation* joue un grand rôle dans cette méthode, puisque le professeur articule lui-même chaque lettre ou chaque mot que les élèves répètent avec lui. De plus, et surtout au début, l'émission de la voix doit se faire nettement et lentement.

En résumé, ce qui caractérise la Méthode-Chervin, ce qui en fait la supériorité, c'est son *éclectisme :* elle a emprunté à toutes les autres méthodes gymnastiques ce qu'elles avaient de bon et leur a donné une forme nouvelle éminemment pratique. M. Chervin a eu aussi le très grand mérite de réunir dans une série de leçons les exercices destinés à appliquer les différents préceptes qui font la base de sa méthode.

La Société de Médecine donne sa haute approbation à la méthode de M. Chervin (2). »

1. *Rapport officiel à la Commission des sciences et arts du Conseil Municipal de Marseille*, par le docteur Isoard, adjoint au maire, ex-interne des hôpitaux de Marseille — 1872.

2. *Rapport officiel à la Société nationale de médecine de Marseille* sur la nature du bégaiement et son traitement, par la Méthode-Chervin, par M. le docteur Pauchon. — Membres de la Commission : M. le docteur Chapplain, chirurgien en chef des hôpitaux, professeur adjoint de Clinique chirurgicale à l'École de médecine, chevalier de la Légion d'honneur ; M. le docteur Bousquet, membre de la Société nationale de médecine ; M. le docteur Pauchon, rapporteur, bibliothécaire-archiviste de la Société nationale de médecine, lauréat de la Faculté de médecine de Paris — (Rapport demandé par M. le Préfet). — 1874.

LE MANS

Deux rapports officiels ont été faits dans cette ville en 1872.

I. — Sur l'invitation de M. le Préfet, la Société de médecine de la Sarthe nomma une Commission (1) pour examiner la Méthode-Chervin, et voici ce qu'on peut lire dans le rapport qui a donné lieu à cette enquête.

Après avoir constaté la nature du bégaiement chez chaque sujet avant le commencement du traitement, la Commission s'est réunie quelques jours après pour juger des progrès accomplis pendant la première semaine.

« Le résultat de cet examen, dit M. le rapporteur, a été très satisfaisant. Sous l'influence de l'enseignement et de l'imitation du maître, la figure de ces jeunes gens était redevenue plus calme. Plus de ces mouvements spasmodiques, de ces accès de suffocation au moindre mot prononcé. La physionomie était plus heureuse, la respiration déjà régularisée et les élèves semblaient très attentifs aux leçons du professeur. »

Le jour de clôture du cours, la Commission se réunit de nouveau, et voici quelle fut l'impression de cette visite dans l'esprit des savants membres de la Commission.

« Il nous a été possible, cette fois, de juger l'ensemble des moyens qui constituent la Méthode-Chervin.

L'auteur n'a nul besoin d'une intervention chirurgicale, d'une action mécanique quelle qu'elle soit, pour agir sur les lèvres, les dents et la langue.

Ni les cailloux célèbres de Démosthènes, ni le relève-langue, ni le bride-lèvres, ni les plaques interdentaires, etc., etc..., ne lui sont nécessaires pour arriver à la guérison.

Les muscles de la poitrine, rompus par un sage exercice, se laissent surmonter ; le thorax fonctionne plus régulièrement, le type respiratoire, de costo-supérieur devient abdominal. L'inspiration est faite profondément, elle est puissante, et, pendant qu'elle s'accomplit, la bouche s'entr'ouvre largement, la base de la langue s'abaisse, la pointe se relève, l'air arrive à pleins poumons.

L'expiration d'abord rhythmée, cadencée, se fait avec épargne et régularité. Elle force la glotte à fonctionner normalement. Par cela même le resserrement tonique de la glotte est forcé de céder.

Ce jeu de la respiration bien obtenu, le maître apprend aux élèves à assouplir, à dompter les lèvres et la langue.

1. *Rapport officiel adressé à M. le Maire du Mans sur le Traitement des bègues, par la Méthode-Chervin*, par une Commission composée de MM. les Drs GARNIER et LIZÉ, rapporteur. — 1872.

Une série d'exercices bien compris amène la prononciation d voyelles, puis des consonnes, en passant du son qui demande plus grand écartement des lèvres à celui qui nécessite à peine leu ouverture, I, U, par exemple.

Cette gymnastique, très intelligemment et très habilement va riée, surmonte la raideur des muscles ou leur chorée, perme enfin à la langue et aux lèvres de se mieux prêter aux différentes positions que réclame la bonne articulation du langage.

Il faut de toute nécessité porter une attention soutenue aux leçons du maître, le voir et imiter parfaitement ce qu'il indique.

Par la variété, le bon choix des exemples, l'élève arrive insensiblement à la bonne prononciation. Peu à peu, sans violence, le langage redevient net et clair.

L'inspiration sonore du début devient imperceptible, tout e ayant la même profondeur; on sent enfin, que du moelleux existe dans les différents organes de la phonation et du langage articulé. C'est donc une méthode rationnelle, sans grande difficulté d'exécution, fondée sur une longue et consciencieuse étude du bégaiement. »

II. — M. le Maire du Mans chargea également une Commission spéciale (1) d'apprécier la Méthode-Chervin.

« Nous avons visité trois fois les cours de M. Chervin, dit M. le docteur Bourdy, rapporteur de la Commission; le premier jour du traitement, le cinquième et le dernier jour.

1re *Visite.* — La première visite a été consacrée à un examen minutieux des élèves que nous avons tour à tour fait lire, réciter et converser.

2e *Visite.* — Notre seconde visite a eu lieu cinq jours après l'ouverture du cours; elle a été pleine de douces émotions, car nous avons retrouvé les élèves parlant tous sans répétition, sans efforts et sans grimaces; mais parlant lentement, desserrant les dents, remuant les lèvres, nuançant la voix et respirant à propos.

Nous avons remarqué que tous les élèves attachaient un regard de confiance et de sympathie sur l'honorable M. Chervin, leur maître; qu'ils se soumettaient volontiers à une discipline paternelle, mais rigoureuse et ferme, et exécutaient leurs exercices de langage avec ensemble et précision.

3e *Visite.* — A la fin du cours, qui dure 20 jours, nous sommes allés revoir une dernière fois les élèves. Nous les avons trouvés lisant et parlant tous facilement, posément, distinctement; lisant et parlant surtout beaucoup mieux que dans certaines écoles où les enfants ne savent guère qu'ânonner et bredouiller. Chez tous, il ne reste pas trace de bégaiement. »

1. *Rapport officiel à la Société de Médecine de la Sarthe* sur la Méthode-Chervin, par une commission composée de MM. les docteurs LE BÈLE, président; BODEREAU BOURDY, rapporteur (Rapport demandé par M. le Préfet). — 1872.

VALENCE

I. — En 1873, M. le Dr P. André, Préfet de la Drôme, voulut s'assurer par lui-même des résultats obtenus par la Méthode-Chervin et après avoir suivi pas à pas les progrès des élèves, il adressa la lettre suivante au Professeur :

« Monsieur, je suis heureux de vous féliciter des succès que vous venez d'obtenir, sous mes yeux, dans votre *Cours de prononciation à l'usage des bègues*. Ces succès, qui sont déjà connus de tout Valence, vous assurent dans cette ville, où vous professez pour la première fois, la confiance des familles que vous avez su conquérir et justifier à Marseille, à Lyon, à Paris.

Les élèves que j'ai vu parler si péniblement et si mal, il y a vingt jours, avant tout traitement, s'expriment aujourd'hui avec aisance, facilité et naturel. Plus de syllabes répétées, étranglées, aboyées ; plus d'agitations nerveuses dans le visage, les bras, les jambes et tout le corps. Ce sont d'autres personnes, la transformation est entière et des plus consolantes pour les amis de l'humanité. Aussi me trouverez-vous toujours très empressé à vous prêter tout mon concours auprès du Conseil Général, dans la création des cours que vous projetez pour Valence. En attendant, je vous remercie bien sincèrement d'avoir admis gratuitement à vos leçons les élèves indigents présentés par l'Administration : ce sont là des services que j'apprécie et que je n'oublie pas. »

II. — M. le Maire de Valence avait de son côté nommé une Commission Médicale (1) qui lui adressa un rapport où se trouvent les lignes suivantes :

« Les moyens employés par M. Chervin, pour arriver si rapidement à un aussi beau résultat, ont été puisés dans l'éducation de la parole, la régularité de la respiration, et cela sans avoir recours à aucune espèce de moyen mécanique.

M. Chervin s'occupe de la pose de la voix, en suivant une méthode analogue, quant à la forme, à celle employée pour apprendre à lire.

C'est à son zèle, à sa surveillance, à sa douceur envers ses élèves qu'il doit le succès de son application.

En résumé, la Méthode-Chervin produit des effets remarquables. »

1. *Rapport officiel de la Commission Médicale chargée par M. le Maire de Valence* d'apprécier la Méthode-Chervin. Membres de la Commission : MM. le Drs Accarie fils, Gaillard et Leclerq. — 1873.

NIMES

La Commission médicale nommée par M. le Maire de Nîmes (1), après avoir à différentes reprises visité nos cours et constaté le succès complet chez tous les élèves, s'exprime ainsi sur la Méthode-Chervin.

« La Méthode-Chervin présente dans un ensemble aussi complet que possible, toutes les difficultés de notre prononciation et plus particulièrement les difficultés spéciales aux bègues ; elle les classe, elle dégage leur caractère et place en regard les exercices de langage ou exercices gymnastiques qui doivent en triompher graduellement, lentement, mais sûrement.

Ces difficultés sont de trois sortes : physiologiques, psychologiques et morales.

Les difficultés physiologiques comprennent l'émission et la modification du son, enfin tout ce qui regarde l'instrument vocal.

Les difficultés psychologiques ont trait à tout ce qui concerne l'intelligence dans ses rapports avec le langage, elles embrassent ce qu'on appelle l'âme, le sentiment de la parole, et tiennent sous leur dépendance les coupures de la phrase, les intonations et les inflexions diverses de la voix.

Les difficultés morales sont : les troubles de l'esprit, les émotions, les appréhensions, les défaillances de toutes sortes dans la parole.

Les difficultés de la première classe, M. Chervin les surmonte en modifiant d'abord, chez ses élèves, le rhythme respiratoire, en leur apprenant à respirer en parlant ; ensuite, en les forçant peu à peu, par des exercices bien dirigés, gradués et convenablement prolongés, à prononcer d'une manière régulière chacun des éléments dont se compose le langage ; les consonnes, les voyelles, les syllabes, les mots et les phrases.

Ces premières difficultés vaincues, l'élève, sans s'en rendre compte théoriquement, arrive par l'exemple, *l'imitation* seule du maître, à animer son langage, à lui donner l'expression qui en fait la beauté, enfin à rompre cette monotonie qu'on observe malheureusement trop souvent dans le discours.

Quant aux difficultés du troisième ordre, elles sont bientôt levées par la confiance que le professeur sait inspirer à ses élèves et par la direction morale qu'il exerce sur eux.

Ainsi chaque espèce de difficultés s'est combattue par des procédés de la même nature que la difficulté elle-même. »

1. *Rapport officiel* à M. le *Maire de Nîmes* sur le Traitement des Bègues par la Méthode-Chervin. — Membres de la Commission : MM. les Drs EBRARD, médecin en chef de l'Hôpital-Général ; MAZEL, membre du Conseil d'hygiène du Gard ; MIAULET, médecin en chef de la Maison Centrale ; LUNEAU, rapporteur. — 1873.

TOULOUSE

La Société nationale de Médecine de Toulouse, sur l'invitation de M. le Préfet de la Haute-Garonne, a fourni deux rapports sur la Méthode-Chervin, l'un en 1873, l'autre en 1876.

I. — Dans le premier rapport, M. le Dr Tachard fait d'abord connaître l'état de chaque élève en particulier, lors de la première réunion de la Commission, puis il s'exprime ainsi sur les deux réunions subséquentes :

« Après dix jours de leçons, votre Commission se réunit de nouveau pour apprécier les résultats obtenus.

Tout d'abord, nous avons constaté un air de profonde satisfaction, de confiance et d'animation, chez tous ces jeunes gens qui étaient si timides dix jours avant. Au lieu de fuir le regard des personnes de l'assistance, ils le cherchent, au contraire, et semblent nous provoquer à la conversation. Le changement est si remarquable, qu'il frapperait les yeux les moins observateurs ; il dénote, à n'en pas douter, une amélioration dans l'état général de ces jeunes gens. »

Un peu plus loin, le rapporteur continue :

« Dans leur troisième réunion, les membres de votre Commission ont fait causer, lire et raconter chacun des sujets soumis à leur observation. Ils sont heureux de constater les faits suivants : en appliquant avec attention les principes de la Méthode-Chervin, le bégaiement a disparu. »

Voici comment, en peu de mots, il analyse la Méthode :

« C'est par une gymnastique du thorax et des poumons, du larynx, de la langue et des lèvres que M. Chervin, en forçant ses élèves à imiter constamment les mouvements qu'il fait et en maintenant l'attention par le rhythme, arrive à guérir le bégaiement.

La Méthode-Chervin est donc une méthode rationnelle ; analytique d'abord, elle apprend au début à faire fonctionner isolément chaque appareil ; elle devient plus tard synthétique lorsque l'élève est devenu plus habile. La nature intime du bégaiement a démontré à M. Chervin l'inutilité des objets incommodes employés par ses prédécesseurs.

Quand il a bien appris à chaque organe les fonctions qu'il doit remplir, rien ne devient plus simple à l'élève que de parler nettement et correctement.

Mais surtout ce qu'il faut bien remarquer, c'est que ce professeur habile exerce sur ses élèves une action constante ; convaincu, sans doute, que ses explications n'auraient jamais sur leur esprit la même influence qu'une démonstration, il fait lui-même la gymnastique qu'il enseigne. »

Voici enfin ses conclusions :

« Il résulte de ce qui précède que la méthode simple et rationnelle de M. Chervin est d'une grande efficacité pour atténuer d'abord et faire disparaître ensuite le bégaiement.

Il y a donc lieu de la propager et de l'enseigner, surtout dans le jeune âge.

Donc, tout en réservant l'avenir, sur lequel nous tâcherons de vous renseigner, nous pensons qu'il y a lieu de transmettre nos conclusions à M. le Préfet, et d'attirer sa bienveillante attention sur les MM. Chervin, qui rendent service à l'humanité et à la science par leurs louables efforts (1). »

II. — Dans son second rapport (2), l'auteur ne fait plus aucune réserve sur l'avenir :

« Nous venons affirmer, devant vous, après trois ans d'expérience, dit-il à ses collègues, que la Méthode-Chervin est excellente et qu'elle donne des résultats solides et durables. »

Puis il entre dans quelques détails :

« Dans notre premier rapport nous vous disions que les malades qui avaient été soumis à notre examen étaient guéris à la fin du premier cours ; nous sommes heureux de pouvoir vous annoncer que cette guérison ne s'est point démentie ; nous avons revu trois jeunes gens traités en 1873, et nous pouvons vous affirmer que leur infirmité n'existe plus ; qu'ils parlent nettement, correctement et sont aptes aujourd'hui à entretenir sans fatigue une longue conversation. L'un de ces jeunes gens qui avait été exempté par le conseil de révision pour son bégaiement, serait aujourd'hui pris bon par ce même conseil et ferait un excellent soldat. »

1. *Rapport officiel à la Société de Médecine de Toulouse*, sur la Méthode-Chervin, par M. E. TACHARD. — Membres de la Commission : MM. les Drs NAUDIN, chevalier de la Légion d'honneur ; MARCHAND, directeur-médecin de l'Asile public des Aliénés, chevalier de la Légion d'honneur ; TACHARD, médecin-major à l'Hôpital militaire (Rapport demandé par M. le Préfet). — 1873.

2. *Rapport officiel à la Société de Médecine de Toulouse* (par la Commission désignée plus haut). — 1876.

BORDEAUX

Trois rapports ont été rédigés, en 1874, sur la Méthode-Chervin : un, adressé au Conseil Municipal et deux au Conseil Général, par l'intermédiaire de M. le Préfet de la Gironde. Voici quelques extraits de ces rapports.

I. — M. le Dr Métadier, au nom de la Commission d'Instruction publique, fait, au Conseil Municipal, un rapport dans lequel se trouvent les lignes suivantes :

« Pour bien se rendre compte de la méthode de MM. Chervin, il faudrait avoir sous les yeux le volume qui contient leurs 250 exercices de langage. Ces exercices, gradués et variés avec beaucoup de soin, ont tous pour but de régulariser le jeu naturel des appareils respiratoire, phonateur et articulateur. C'est d'abord le premier de ces appareils qui est mis en mouvement, puis son action est associée à celle du deuxième pour produire les voyelles, puis enfin l'action des deux premiers appareils est associée à celle du troisième pour produire les consonnes. Cette manœuvre physiologique, habilement dirigée, produit immédiatement les plus heureux résultats. Il faut surtout, pour bien apprécier les leçons de MM. Chervin, voir le professeur à l'œuvre, donner en peu de mots l'explication de chaque mouvement, et l'exécuter lui-même ; soutenir l'attention des élèves, encourager les moindres succès, pour ramener la confiance et la tranquillité d'esprit ; faire parler posément, distinctement, pour laisser toujours au travail de conception un peu d'avance sur l'instrument vocal, voilà la méthode de MM. Chervin telle que nous pouvons la faire connaître dans un rapport administratif. J'ajoute cependant que le cours dure vingt jours, avec quatre heures de leçon par jour ; que les leçons ont lieu en commun ; que la présence des parents y est interdite, et que ces Messieurs n'aiment pas, pour la bonne direction de leurs leçons, à avoir un nombre d'élèves supérieur à dix (1). »

II. — L'*Académie des Sciences, Lettres et Arts de Bordeaux*, consultée par M. le Préfet de la Gironde, expose comme il suit la Méthode-Chervin.

« Le bégaiement étant dû à des causes bien connues et nettement accusées par les accidents qui l'accompagnent, est combattu par des exercices que l'on peut assimiler à une sorte de gymnastique à la fois morale, intellectuelle et physiologique. Cette gymnastique a pour but de rompre des habitudes vicieuses par le si-

1. *Rapport officiel à MM. les Membres du Conseil Municipal de Bordeaux*, par M. le docteur MÉTADIER. — 1874.

lence, qui procure aux organes de la parole un repos absolu, d'in pirer ensuite de la confiance aux élèves dans l'autorité du maît enfin d'exercer graduellement les appareils de la respiration et d la voix, à une prononciation nouvelle, exempte des défauts de l'a cienne.

Telle est la marche que suit M. Chervin dans l'éducation d bègues ; il fait surtout un usage heureux et nouveau de l'*imi tion*, ce puissant levier que la nature elle-même nous indique da les premières années de la vie ; l'imitation, qui remplace le dé sordre et la confusion des idées par l'ordre et la distinction d éléments de la pensée, qui dirige par l'attention et la volonté d mouvements de chaque organe dans l'expression de la pensée l'aide de la parole, d'après les signes et sur les indications du maît

Suivons les progrès du mal pour apprécier la valeur de la m thode. Quand le bégaiement a été introduit par une émotion vio lente, comme la peur (ce qui est le cas le plus ordinaire) dans l siége de l'intelligence, il passe rapidement chez les agents secon daires de la parole et devient un trouble à la fois physiologique moral, mais sans altération des organes, dont la science a toujours constaté la parfaite intégrité. C'est à la méthode qu'il appartien de rétablir l'équilibre en faisant disparaître les différences qu existent entre l'état morbide et l'état normal. »

En terminant, le rapport propose et l'Académie approuve à l'unanimité les conclusions que voici :

« 1° De féliciter l'auteur de la précieuse découverte dont il a doté la société au double point de vue de la science et de l'humanité ; 2° de décerner à M. Chervin une médaille d'or en témoignage de son estime pour le mérite de l'œuvre qu'il a accomplie ; 3° d'exprimer le vœu qu'une subvention convenable du Conseil Départemental et du Conseil Municipal permette la création d'un ou deux cours gratuits en faveur des bègues pauvres de la ville et du département ; 4° de recommander la méthode à MM. les Ministres de l'Intérieur et de l'Instruction publique pour que les Ecoles normales reçoivent le bienfait d'un enseignement qui aurait pour but de guérir tous les bègues de la France (1). »

III. — M. Liès-Bodart, inspecteur d'Académie, chargé aussi par M. le Préfet d'apprécier la Méthode-Chervin, s'exprime en ces termes :

1. *Rapport officiel à l'Académie des sciences, Arts et Belles-Lettres de Bordeaux* sur l'Enseignement des Bègues, de M. Chervin. — Membres de la Commission : M. le Dr GINTRAC, directeur de l'École de Médecine de Bordeaux, médecin à l'hôpital Saint-André, officier de la Légion d'Honneur ; M. le Dr ORÉ, professeur à l'École de Médecine de Bordeaux, chirurgien de l'hôpital Saint-André, chevalier de la Légion d'Honneur ; M. VALAT, ancien recteur d'Académie (Rapport demandé par M. le Préfet). — 1874.

« Vous avez bien voulu, M. le Préfet, me charger de vous faire un rapport sur les résultats obtenus à Bordeaux par M. Chervin, dans le traitement des bègues. Je vous remercie de cette mission qui m'a permis de voir à l'œuvre un véritable bienfaiteur de l'humanité.

. . . .

La dernière séance nous a très vivement intéressés. Au lieu des physionomies mélancoliques du premier jour, nous avons trouvé des visages gais et animés. Tous les élèves semblaient impatients de nous montrer l'amélioration merveilleuse de leur état, sinon leur guérison complète. On a lu, récité, improvisé, sans donner aucun signe de bégaiement. La lecture et la parole ont une certaine lenteur, qui disparaît à la longue. Nous avons pu le constater chez trois anciens élèves de M. Chervin, présents à la séance. Nous en sommes heureux, car nous avions craint que les mauvaises habitudes des élèves ne reprissent le dessus et que le fruit du traitement ne se perdît insensiblement. Il n'en est pas ainsi et en s'observant un peu, les élèves de M. Chervin s'affermissent et ils arrivent à parler naturellement et sans effort.

Quels sont les moyens employés par M. Chervin ? Nous n'hésitons pas à dire qu'ils sont *exclusivement pédagogiques*. Régulariser les mouvements respiratoires par une gymnastique graduée et bien entendue ; obtenir un débit facile par une lenteur mesurée, une prononciation nette par l'articulation accentuée des mots ; inspirer confiance aux élèves en leur montrant les ressources de leurs organes et la puissance de leur volonté, telle est l'essence de la méthode. C'est une puissante méthode de prononciation et d'élocution qui pourrait être appliquée dans toutes les écoles, non-seulement avec les bègues, mais aussi avec tous les élèves et pour tous les défauts de prononciation (1). »

1. *Rapport officiel* à M. le *Préfet de la Gironde* sur l'Enseignement des Bègues, de M. Chervin, par M. Liès-Bodart, inspecteur d'Académie, ancien professeur de Chimie à la Faculté des sciences de Strasbourg, officier de la Légion d'Honneur, — 1874.

NANTES

M. le Préfet de la Loire-Inférieure chargea, en 1874, deux Commissions spéciales d'expérimenter, chacune de leur côté, la Méthode-Chervin.

I. — La Commission pédagogique (1) qui se préoccupa surtout de ce qui a trait à la méthode même répondit à M. le Préfet que :

« L'ENSEIGNEMENT DES BÈGUES, professé par M. Chervin, se compose d'*exercices de langage* oral. Ces exercices gradués, variés et nombreux, embrassant toutes les difficultés communes aux bègues, sont proposés à l'imitation des bègues dans le but de ramener à l'état normal l'instrument vocal, l'instrument intellectuel et l'instrument moral : parce que, pour parler, il faut du calme dans l'esprit, des pensées bien coordonnées, et un instrument obéissant pour les traduire.

La MÉTHODE suivie dans cet enseignement est donc *imitative* et *éducative*; elle est aussi *naturelle* et *intelligente*, en ce que ses procédés sont empruntés à la nature et qu'ils s'adressent à l'intelligence.

Ces PROCÉDÉS sont : la lecture, la récitation et la conversation, tantôt à haute voix, à demi-voix, ou à voix basse ; tantôt ensemble, ou séparément, mais toujours avec *entrain*, *attention* et *précision*. Nous ferons remarquer que ces trois derniers mots caractérisent tout l'enseignement. En effet, l'entrain est au moral ce que l'attention est à l'esprit, et la précision, à l'appareil vocal.

L'Enseignement des bègues a donc sa théorie et sa pratique, comme tous les autres enseignements ; mais sa théorie n'est utile qu'au professeur et seulement pour éclairer sa route qui doit être parcourue lentement, prudemment, intelligemment. Pour les élèves l'enseignement est entièrement pratique.

Le Maître dira bien, par exemple, que pour parler il faut faire jouer simultanément les appareils respiratoire, phonateur et articulateur, mais il s'arrêtera peu sur ces données scientifiques qui ont souvent le tort de préoccuper, d'inquiéter les élèves sans les éclairer beaucoup. Le plus souvent il se contente de dire : « *Regardez-moi, écoutez-moi*, et *faites comme moi.* » Puis il exécute :

1° Une inspiration naturelle ;

2° Une expiration sonore, donnant tantôt une voyelle, tantôt

1. *Rapport officiel* à M. le *Préfet de la Loire-Inférieure*, sur la Méthode-Chervin, par une *Commission pédagogique*, composée de M. PINEAUX, Inspecteur de l'instruction primaire, officier d'Académie ; M. LIVET, chef d'institution, officier de l'instruction publique ; et du Frère DOMINATORIS, directeur des Ecoles chrétiennes de Nantes, officier d'Académie — 1874.

une consonne. On étudie ainsi la manière d'émettre les sons, et de les modifier. C'est là le travail que le professeur appelle *gymnastique physiologique*, et qui a pour but de ramener l'instrument vocal à son état primitif et normal.

Dans tout son enseignement, M. Chervin appelle les yeux et les oreilles au secours de l'intelligence. Cette méthode a l'immense avantage de donner aux exercices de prononciation, non-seulement la simplicité, la clarté, la facilité, mais de plus, une précision mathématique indispensable au succès.

La deuxième partie, désignée sous le nom de *Gymnastique intellectuelle* est le développement de la première partie ; mais elle s'adresse plus particulièrement à l'intelligence.

Le professeur prononce certaines phrases sur un ton naturel et fait remarquer aux élèves une variété prodigieuse d'inflexions qu'ils font à chaque instant, sans y songer. De cette manière, il dépose dans leur oreille quelques rudiments qui jalonneront leur route dans l'étude délicate des modulations de la voix ; puis l'habitude de ces exercices gradués et suffisamment prolongés amènera sûrement les élèves à ponctuer agréablement la phrase, sans qu'il leur en coûte beaucoup de peine.

Nous ne pouvons pas, dans un simple rapport, entrer dans beaucoup de détails ; cette marche nous conduirait trop loin, et d'ailleurs elle ne nous est pas demandée. De plus pour tout ce qui est de la diction, les préceptes ne sont rien sans l'exemple : or, l'exemple ici, c'est le maître. On ne peut donner par écrit qu'une exposition bien vague de la Méthode-Chervin et il faut avoir vu et entendu pour se faire une idée de son application. »

Le rapporteur termine en ces termes :

« En résumé, le nouvel enseignement des bègues, professé par M. Chervin, se compose de deux parties : la première comprend ce qu'on appelle communément *prononciation*, c'est-à-dire l'articulation correcte ; la deuxième traite spécialement de la *lecture expressive*, et du *débit ordinaire*.

Cet enseignement est parcouru facilement en vingt jours, avec quatre heures de leçon par jour ; après ce laps de temps les élèves parlent et lisent sans hésitation, sans répétition et sans lenteur, en ponctuant oralement la phrase par des inflexions de voix, montrant qu'ils ont l'intelligence de ce qu'ils disent et lisent. »

II. — La Commission Médicale s'exprime ainsi dans son rapport (1) :

1. *Rapport officiel* à M. le *Préfet de la Loire-Inférieure*, sur la Méthode-Chervin, par une *Commission médicale* composée de M. PIHAN-DUFEILLAY, Directeur de l'Ecole préparatoire de Médecine et de Pharmacie de Nantes, chevalier de la Légion d'honneur, officier de l'instruction publique; PATOUREAU, chirurgien en chef de l'Hôtel-Dieu, et M. MALHERBE, professeur de clinique médicale à la même école, officier d'Académie, rapporteur. — 1874.

« Les résultats constatés par la Commission sont vraiment remarquables :

Nous ne pouvons donner dans ce rapport des détails particuliers sur chacun d'eux ; nous ne saurions toutefois omettre de parler d'une petite fille de dix ans qui n'assistait pas à la première séance. Cette enfant ne pouvait articuler quelques syllabes sans les plus grands efforts et on avait été forcé de la renvoyer du catéchisme qu'elle troublait par les grimaces que ses efforts lui faisaient faire. A la fin du cours elle pouvait parler et lire sans hésitation et votre Commission l'a entendue réciter un morceau de poésie assez long en lui donnant à propos les intonations les plus délicates tant elle était devenue maîtresse de ses moyens.

En entendant parler les bègues et les observant attentivement, on constate qu'il existe chez eux un trouble fonctionnel de l'appareil coordinateur qui, à l'état normal, établit le rapport et l'harmonie entre la pensée et le moyen d'expression qu'on appelle la parole ou voix articulée.

Par une gymnastique rhythmique s'adressant aux différents appareils qui concourent à la production de la parole, on fait rentrer les divers actes qu'ils exécutent sous l'empire de la volonté, et ces actes accomplis d'abord lentement, puis avec une vitesse progressivement croissante finissent, sous l'influence de l'habitude, par s'exécuter régulièrement sans que le sujet ait besoin de s'en préoccuper.

M. Chervin laisse d'ailleurs à ses élèves en les quittant une série de préceptes faciles à suivre, par l'observation desquels ils peuvent rendre permanents et définitifs les excellents résultats obtenus dans l'espace de 20 jours.

Trois anciens élèves, traités dans le courant de l'année dernière, sont venus le démontrer à la Commission en lisant et conversant devant elle sans le moindre défaut de prononciation.

De ce qui précède on est autorisé à conclure que la Méthode Chervin n'a rien de conventionnel, rien d'imposé ; c'est une méthode naturelle qui amène l'élève à redresser son instrument vocal pour le développer, le perfectionner, en d'autres termes à mettre en jeu ce qu'il a de ressources physiologiques et psychologiques pour lui faire produire tout ce dont il est capable. On comprend dès lors qu'on n'arrive pas à ce résultat sans guide et sans efforts ; on comprend aussi que le guide, le modèle, l'exemple, c'est la parole vivante du maître et que des leçons écrites seraient sans aucune efficacité. »

LILLE

Lille compte trois rapports officiels sur la Méthode-Chervin : en 1875, un rapport médical et un rapport pédagogique ; en 1876, un rapport médical.

Les deux rapports médicaux ont été demandés par M. le Préfet au nom du Conseil Général, le rapport pédagogique a été demandé par M. le recteur de l'Académie de Douai.

Les deux rapports médicaux étant de la même Commission et du même rapporteur, ils se complètent l'un l'autre, et il convient de les examiner successivement l'un après l'autre, sans interruption, et prendre ensuite le rapport pédagogique.

I. — Le Dr Wannebroucq, rapporteur, fait connaître les visites qui ont été faites le jour de l'ouverture et le jour de la clôture du cours de M. Chervin ; il ajoute ensuite que les mêmes élèves ont été revus trois mois après leur traitement (1).

« En définitive, l'expérience a paru à la Commission entièrement concluante. La méthode de M. Chervin est rapide et répond à toutes les indications d'un traitement rationnel. Il a compris que les désordres de motilité qui se produisent dans l'acte de la parole chez le bègue ne sont pas circonscrits dans tel ou tel organe en particulier : mais qu'ils s'étendent ou peuvent s'étendre à tous les agents musculaires qui entrent en jeu dans l'émission correcte des sons articulés. Il a reconnu, comme l'admettent aujourd'hui tous les hommes qui ont quelque compétence en cette matière, que le bégaiement est caractérisé par une incoordination des mouvements si multiples qui concourent à la phonation articulée. Ayant pour point de départ ces sérieuses notions scientifiques, il a écarté ces traitements sans nombre, les uns presque légendaires,

1. *Rapport de la Commission instituée par M. le Préfet du Nord sur la demande du Conseil Général.* Membres de [illegible] Commission : M. Van der Straeten, président délégué du Conseil général [illegible] d, membre du Conseil départemental pour l'instruction primaire, officier de l'ins[illegible]n publique ; M. le Dr Billon, médecin de la maison centrale de Loos, chevalier [illegible] Légion d'Honneur ; M. le Dr Parise, professeur de clinique chirurgicale à l'École de Médecine et de Pharmacie de Lille, chirurgien de l'hôpital Saint-Sauveur, chevalier de la Légion d'Honneur ; M. le Dr Wannebroucq, professeur de clinique médicale à l'École de Médecine et de Parmacie de Lille, médecin de l'hôpital Saint-Sauveur. — 1875.

Rapport de la même Commission. — 1876.

d'autres bizarres, certains déraisonnables et presque sauvages, pour s'attacher à une thérapeutique rationnelle dont la base est essentiellement une gymnastique, une sorte d'entraînement, appliquée à chacun des appareils dont les fonctions faussées et désordonnées jettent le trouble dans l'équilibre des phénomènes phonétiques. Il attache selon nous une juste importance aux exercices respiratoires destinés à régulariser le moment et la durée des deux temps de la respiration. Il indique à ses élèves des intonations rhythmiques très simples auxquelles aucune oreille ne saurait être réfractaire. Il possède d'ailleurs une aptitude toute particulière qu'on ne saurait méconnaître à mettre en œuvre ses procédés pédagogiques, et les élèves ont leur attention à ce point captivée qu'ils se laissent guider par la parole ou par le geste avec le plus complet abandon et la plus entière confiance.

L'essai que désirait le Conseil général du Nord a donc pleinement réussi. »

II. — L'année suivante, M. le Dr Wannebroucq débutait par un coup d'œil rétrospectif dans son deuxième rapport.

« Outre les élèves qui viennent pour la première fois se soumettre à la méthode, M. Chervin s'est efforcé de réunir, pour les présenter à la Commission, le plus grand nombre possible d'élèves du cours de 1875. Malheureusement, cinq seulement ont répondu à son appel et se présentent aujourd'hui. Mais leur examen n'en est pas moins décisif, car parmi eux se rencontrent justement quelques-uns de ceux dont l'infirmité était la plus prononcée. Leur parole est restée nette, elle est plus assurée même qu'elle ne l'était à la fin du cours. Grâce à leur entière guérison, leur position sociale en a été améliorée, et ils en expriment toute leur gratitude à M. Chervin.

Devant des succès aussi brillants et aussi soutenus, la Commission se fait un devoir de témoigner toute sa satisfaction au maître intelligent et dévoué qui a su les obtenir. »

L'auteur présente ensuite la liste des nouveaux élèves avec des notes spéciales pour chaque élève et clôt ainsi son travail.

« En résumé le cours de cette année n'a pas été moins fécond en bons résultats que celui de 1875. Tous les bègues qui s'y sont présentés, ont été guéris. »

III. — Après l'autorité médicale, écoutons l'autorité pédagogique. M. l'inspecteur Grimon fait connaître l'utilité du cours de M. Chervin et son organisation et arrive à la constatation de ses résultats (1).

« J'ai visité le cours le 26 avril, le 8 et le 18 mai. Mes visites ont été pleines d'agréables surprises, j'ai fini par ne plus reconnaître mes infirmes de il y avait 20 jours : tous les élèves parlaient, lisaient et récitaient facilement et sans grimacer.

Je n'aurais jamais pu me faire l'idée d'un succès aussi complet et aussi général. Mais ce succès sera-t-il durable ?

Je crois que les succès de la Méthode-Chervin sont durables, parce que cette méthode, au point de vue scientifique, est simple et naturelle, simple, puisqu'elle est accessible à toutes les intelligences et à tous les âges ; naturelle, parce que tous ses procédés sont empruntés à la nature de l'instrument vocal.

Plus loin, c'est la Méthode-Chervin qu'il expose en quelques mots.

« La Méthode-Chervin, dit-il, se divise en deux périodes : dans la première, le professeur coordonne les fonctions des différents appareils qui concourent à l'acte de la parole ; dans la seconde, il met toute la machine en mouvement et la fait jouer le plus longtemps possible, d'abord lentement et avec les précautions d'un bon mécanicien, puis modérément et naturellement, mais jamais à grande volée, — là est le danger de la rechute.

Je vais entrer dans quelques détails en reproduisant aussi fidèlement qu'il sera possible, les paroles du professeur.

Trois grands appareils concourent à l'acte de la parole : les appareils de la respiration, de la phonation et de l'articulation. Quand les muscles du premier se contractent pour expulser l'air, les muscles du second et du troisième se relâchent pour faciliter l'expulsion qui produit les voyelles et les consonnes ; si pour une cause ou pour une autre cette double manœuvre, en sens inverse, n'est pas exécutée avec une grande simultanéité, il y a bégaiement. Ainsi le bégaiement serait un manque d'ensemble entre la contraction des muscles expirateurs et le relâchement des muscles de la glotte, de la langue et des lèvres. »

1. *Rapport officiel à M. le Recteur de l'Académie de Douai*, par M. Grimon, Inspecteur primaire de l'arrondissement de Lille, faisant fonction d'inspecteur d'Académie, chevalier de la Légion d'Honneur. — 1875.

ESPAGNE

Nous avons professé des cours à Barcelone et Madrid et, dans chacune de ces villes, notre enseignement a été l'objet de rapports officiels, dont nous allons citer quelques courts extraits.

BARCELONE. I. — En 1870 M. le Dr Faraudo, rapporteur d'une Commission (1) nommée par l'Académie de médecine et de chirurgie de Barcelone, termine ainsi son rapport.

« Les résultats obtenus par M. Chervin parlent en sa faveur et viennent avec des preuves irrécusables et convaincantes prouver la valeur de sa méthode. Aussi la Commission, d'après ce qu'elle a vu, se croit-elle autorisée à se résumer en ces termes: M. Chervin a obtenu dans la guérison du bégaiement des résultats jusqu'alors inconnus. »

II. — Deux ans, plus tard le Dr Valenti y Vivo chargé par M. le Maire de Barcelone (2) de lui faire un rapport sur la Méthode-Chervin s'exprime en ces termes :

Il y a chez le bègue perturbation dans les fonctions productrices de la parole, non-seulement sous le rapport de la formation du son mais encore comme expression psychologique. Aussi voyons-nous dans la Méthode-Chervin une double action, non-seulement la domination de la volonté de l'élève pour la diriger convenablement, mais encore des exercices physiologico-phonateurs et d'habiles combinaisons grammaticales et linguistiques qui constituent la série des leçons.

Régulariser le rhythme respiratoire de l'élève avant de faire entrer en action l'appareil laryngien et buccal, assujettir la production des sons à des règles fixes et sous la dépendance d'un rhythme commode et naturel, né de l'étude et de la propre expérience, voilà le secret que pour moi possède cette admirable méthode.

De l'examen de tous les élèves durant ma dernière visite, il résulte d'une manière évidente que, non-seulement la guérison

1. *Rapport officiel* à l'*Académie de Médecine et de Chirurgie de Barcelone* par M. le Dr Jéronimo FARAUDO, professeur d'anatomie à l'Ecole polytechnique, au nom de la Commission chargée d'examiner la Méthode curative du Bégaiement, professée à l'Hôtel de Ville de Barcelone, par M. Chervin, officier d'Académie, directeur-fondateur de l'Institution des Bègues de Paris, 1870.

2. *Rapport officiel*, rédigé sur la demande de M. le *Maire de Barcelone* sur la Méthode-Chervin par le Dr J. VALENTI Y VIVO, médecin de la Municipalité, membre de l'Académie de Médecine et de Chirurgie de Barcelone, suppléant de la chaire de physiologie à la Faculté de Médecine de cette ville, etc., etc. 1871.

s'opère brièvement, mais encore qu'elle persiste avec vigueur pour peu que les élèves suivent les indications des MM. Chervins.

MADRID. I. — Chargé en 1871 de lui faire un rapport sur la Méthode-Chervin (1) par le Médecin-Inspecteur de l'Assistance publique M. le Dr Delgado s'exprime ainsi :

« Nous ferons remarquer tout d'abord que M. Chervin *ne guérit* pas les bègues, mais qu'il *les enseigne* ; c'est pour cela qu'on peut très bien appeler ses malades, des élèves.

La Commission examina avec la plus grande attention à sa première visite six personnes dont le bégaiement était très marqué, et nous devons déclarer que nous n'eussions jamais pu nous imaginer que peu de jours après cette visite, il nous serait donné de les entendre parler posément, sans bégayer et répondre sans la moindre hésitation à nos questions. Aujourd'hui, après trois semaines de leçons, celui qui ne les aurait pas connus, ne pourrait pas croire que ces six jeunes gens furent bègues à un degré démesuré. Ils parlent correctement, sans fatigue, sans grimaces, tous mouvements convulsifs ont disparu. En un mot, c'est impossible de supposer qu'ils éprouvèrent jamais des difficultés à parler.

Nous croyons que la Méthode-Chervin est la plus simple qu'on connaisse. Son auteur a vaincu toutes les difficultés pour arriver à corriger graduellement ce vice de parole et arriver à ce que la prononciation soit claire et sans défaut.

Il n'a recours à aucun artifice, à aucune mesure violente, et encore moins aux médicaments et aux opérations. La méthode est sûre, facile et expéditive.

La véritable synthèse de cette méthode consiste dans le rhythme la précision, l'ordre qu'on fait naître par la régularité, l'exemple, la douceur et la patience en formulant une prononciation et une manière de parler particulières, adaptées et calculées avec les difficultés qu'il s'agit de combattre. »

II. — M. le Dr Montero Rios, doyen de la Faculté de médecine, rapporteur de la Commission nommée par le ministre de l'Instruction publique (2) fait son rapport dans ces termes :

1. *Rapport officiel par la Commission nommée par le Médecin-Inspecteur de l'Assistance publique de Madrid*, sur la Méthode-Chervin pour la Guérison du Bégaiement. — Membre de la Commission : D. Franscico DELGADO JUGO, médecin honoraire de l'Assistance publique, directeur de l'Institut ophthalmologique de Madrid ; Dr José MONDEJAR Y MENDOZA, chef de service de l'Assistance publique de Madrid. — 1871.

2. *Rapport officiel de la Commission nommée par arrêté ministériel* pour l'examen de la Méthode-Chervin. Membres de la Commission : Dr. Venturo Ruiz Aguilero, Directeur de l'enseignement au ministère de l'Instruction publique ; D. Jose Garcia de la Foz, député aux Cortes ; D. Jose Montero Rios, doyen de la Faculté de médecine de Madrid, rapporteur. — 1872.

« Lorsque le cours terminé la Commission se réunit de nouveau pour juger des résultats obtenus, elle fut agréablement surprise de retrouver parlant sans la moindre hésitation, sans la moindre grimace les mêmes sujets qui, vingt jours auparavant, ne pouvaient s'exprimer qu'au prix des efforts les plus pénibles. Le succès était surtout le plus sensible chez le plus jeune des élèves, petit enfant de huit ans, qui à la première visite de la Commission n'avait pas pu lui dire même son nom et dont les paroles étaient entrecoupées, saccadées, la respiration haletante et pénible. La méthode de M. Chervin est simple, facile, n'a recours à aucun moyen mécanique ou chirurgical. C'est un enseignement complet de la parole, dans lequel toutes les difficultés linguistiques propres aux bègues sont étudiées graduellement et avec ordre. Les mouvements choréiques des organes respiratoires et phonateurs sont vaincus par une gymnastique raisonnée et intelligente. »

III. — Enfin une nouvelle Commission (1), nommée par l'Inspecteur de l'Assistance publique, sur l'invitation de M. le Maire de Madrid conclut en ces termes :

« La Commission a revu les élèves après qu'ils eurent suivi pendant vingt jours les cours de M. Chervin et elle a constaté que tous étaient parfaitement guéris. »

1. *Rapport officiel de la Commission nommée par M. le médecin inspecteur de l'Assistance publique sur l'invitation de M. le Maire de Madrid.* Membres de la Commission : D. Juan Perez Doblado, médecin de l'hôpital Saint François, médecin en chef du district de la Latine et D. Jose Mondejar y Mendoza chef de service de l'Assistance publique. — 1872.

BELGIQUE

Trois rapports ont été faits en Belgique sur la Méthode-Chervin.

LIÉGE. — Dans son rapport à M. le gouverneur de la Province de Liége la Commission Médicale (1) s'exprime ainsi :

« La base de la méthode de M. Chervin est l'*imitation* ; l'élève n'a point à étudier des théories abstraites, point d'instruments à placer dans la bouche, mais simplement la parole du maître à imiter. C'est par cette méthode naturelle que nous avons tous appris à parler ; c'est par cette même méthode que s'acquièrent tous les accents bons ou mauvais.

Selon M. le docteur Gubian, président de la Société de médecine de Lyon, voici tout à la fois, et la cause du bégaiement et la méthode employée par M. Chervin pour combattre cette infirmité : « C'est sur la partie de l'encéphale qui préside à l'intelligence « inspiratrice de la parole, qu'est dirigée l'action de la cause du « bégaiement ; sans cesse excitée par la pensée troublée et hési- « tante, elle entretient continuellement le désordre de la pronon- « ciation, désordre qui ne s'arrêtera qu'au moment où un maître « sage et expérimenté, ramènera philosophiquement cette intel- « ligence à la règle, au rhythme, à la précision du bon langage. »

Nos délégués ont pu s'assurer qu'il en est ainsi, et que le professeur s'occupe de faire l'éducation des organes qui concourent à l'acte de la parole, c'est-à-dire à reconquérir l'instinct primitif de la voix articulée en enseignant au bègue à se servir de son instrument vocal.

Ce professeur est d'ailleurs doué de qualités qui facilitent singulièrement sa tâche, et que nous croyons indispensables à l'application de sa méthode : son organe flexible et harmonieux, son excellente prononciation, son langage correct, sont autant de modèles que ses élèves ne peuvent manquer d'imiter avec fruit. »

BRUXELLES. I. — A la demande de M. le bourgmestre de Bruxelles (2) M. le Dr Janssens assista à nos cours et nous empruntons les quelques lignes suivantes à son savant rapport.

1. *Rapport officiel* à la *Commission de la province de Liége*, sur la Méthode-Chervin, par ses délégués : M. le Dr ANSIAUX, professeur de Clinique chirurgicale de l'Université de Liége membre de la Commission médicale provinciale, chevalier de l'ordre de Léopold, etc. ; M. le Dr PUTZEYS, secrétaire de la Commission médicale provinciale, échevin de la ville de Liége, décoré de la croix civique de 1re classe. — 1871.

2. *Rapport officiel sur la Méthode-Chervin, fait sur la demande de M. le Bourgmestre de Bruxelles*, par le Dr JANSSENS, membre du Conseil supérieur d'hygiène publique.—1872.

« A ma troisième et dernière visite, vingt jours après la première, j'ai retrouvé tous les élèves lisant et parlant comme s'ils n'avaient jamais bégayé. La langue et les lèvres, — si convulsivement agitées il y a quelques jours, — avaient recouvré leur calme et leur fonctionnement naturels ; le rhythme respiratoire était rétabli ; la succession des syllabes n'était plus interrompue par des efforts pénibles et souvent inutiles. Dans cette séance, j'ai aussi eu l'occasion de voir un ancien élève de M. Chervin, âgé de 28 ans, qui a parfaitement conservé les bons résultats du traitement qu'il a suivi l'année dernière. Enfin, ancien et nouveaux élèves, sans exception, parlaient comme tout le monde, et témoignaient par leur attitude et leur langage le contentement et la reconnaissance dont ils étaient pénétrés.

La Méthode-Chervin est basée tout à la fois sur une *gymnastique physique*, qui ramène lentement les organes vocaux à leur état primitif et normal ; sur une *gymnastique intellectuelle* qui, par la réflexion, la connaissance pratique du mécanisme de la parole, de la structure de la phrase et de l'art de parler, fortifie l'acte du cerveau ; enfin, sur une *gymnastique morale* qui donne à l'esprit la confiance, la tranquillité et une complète liberté. Cette méthode comprend deux traitements : un traitement général, qui embrasse tout l'homme physique et moral, et un traitement spécial de tel ou tel agent de la parole, dont l'état anormal e accusé par le genre de bégaiement. Mais le professeur rejette bie loin, comme inutiles et barbares, les gros et petits cailloux, l boules de caoutchouc, les refoule-langue, les plaques interdentaires, les bride-lèvres, etc., dont on a rempli de nos jours la bouche des pauvres patients, comme aussi il exclut tous remèdes et opérations condamnés par l'expérience des plus savants praticiens. »

II. — Nous trouvons dans un rapport présenté à l Société royale des sciences médicales et naturelles d Bruxelles M. le Dr Ledeganck (1) l'appréciation suivant sur la Méthode-Chervin.

« L'objectif de la Méthode-Chervin est surtout la respiratio Le siége du bégaiement est bien difficile à préciser. Cepend des symptômes accusateurs, consistant généralement en des tro bles respiratoires, mettent presque toujours l'observateur sur voie du siége de la lésion. Un examen attentif et soutenu ne ta pas à déceler des troubles ataxiques dans l'innervation de l'app reil respiratoire.

C'est par des exercices de langage nombreux, gradués et varié

1. *Rapport présenté* à la *Société Royale des Sciences Physiques et Naturelles de B xelles*, par le Dr LEDEGANCK, secrétaire-adjoint de la Société. — 1870.

que la Méthode-Chervin cherche à rétablir le fonctionnement régulier du soufflet thoracique et à coordonner son action tantôt avec l'ouverture de la glotte, dans la production des voyelles, tantôt avec les mouvements de la langue et des lèvres dans la production des consonnes.

Les premiers exercices sont basés sur l'imitation. Les mouvements d'élévation et d'abaissement du thorax, l'émission des sons, les mouvements des lèvres et de la langue sont exécutés d'abord par le professeur seul. Il recommande aux élèves de tenir les yeux fixés sur lui, lorsque, à leur tour, ils répètent ces mêmes mouvements.

C'est le *travail physiologique* destiné à rétablir le rhythme normal de la respiration. Exécuté dans de bonnes conditions, il donne rapidement les résultats les plus satisfaisants.

Alors on amène graduellement l'élève à lier les syllabes, les mots, les phrases ; à couper la période avec intelligence et à ponctuer la phrase orale par des intonations et inflexions de voix naturelles. Tel est l'objet du *travail intellectuel*.

Quant au moral, on comprend qu'il se relève au fur et à mesure que le langage devient plus facile : de là, nécessité de graduer les exercices avec beaucoup de soin ; bientôt une assurance complète préside au commandement comme à l'exécution dans le jeu de l'instrument vocal.

Il va de soi que la persévérance de l'élève doit venir en aide aux efforts du professeur. Pour celui-ci, abstraction faite de la gravité du cas, l'essentiel c'est de trouver chez son élève une énergique et persistante volonté.

Il est très intéressant de suivre les élèves dans leurs progrès quotidiens. Après deux ou trois jours, leurs premières paroles sont lentes et timides comme les premiers pas d'un enfant qui commence à marcher, puis, peu à peu, l'allure augmente avec la sécurité. Alors, vers le dixième jour, ils sont tout heureux de s'entendre parler ; ils abuseraient même volontiers du plaisir de parler si le professeur n'était toujours là à leur recommander une prudente modération. Enfin vers le vingtième jour, l'expérience a fortifié et confirmé le succès. Les élèves parlent un langage correct, agréable et sympathique.

En résumé, cette méthode est éducative, naturelle et rationnelle dans son essence ; simple, facile dans ses procédés ; sûre et très expéditive dans ses résultats. »

ITALIE

En 1874, M. Amédée Chervin fut chargé par M. le ministre de l'Instruction publique d'une mission scientifique en Italie, pour y continuer ses études sur le bégaiement. A cette occasion, il professa à Rome et à Turin et dans plusieurs autres villes.

ROME. — M. le Ministre de l'Instruction publique désirant se renseigner sur la méthode Chervin pria la Faculté de médecine de l'Université de Rome de désigner une Commission pour assister aux leçons de M. Chervin et de lui adresser un rapport (1).

Nous détachons les lignes suivantes de ce rapport.

« Autant il est difficile d'expliquer par écrit, en quoi consiste la Méthode-Chervin, autant il est aisé et facile de s'en rendre compte dans la pratique et nous devons dire que l'influence personnelle du professeur entre pour une bonne part dans ses résultats.

Aussi, considérant combien la Méthode-Chervin pour le traitement des bègues est simple, rationnelle, d'une efficacité rapide, la Commission à l'unanimité donne sa pleine approbation tant à la méthode qu'à la manière dont elle est mise en pratique. »

TURIN. — Sur l'invitation de M. le Maire une Commission médicale fut nommée pour juger pratiquement les résultats de la Méthode-Chervin.

Voici ce que nous lisons dans le rapport adressé par la Commission (1).

« Les observations que nous avons recueillies, les faits que nous avons constatés, véritables miracles de la science, témoignent de la guérison prompte, complète et durable de cette gênante infirmité et prouvent que chez les sujets soumis à ce traitement, la respiration, et la phonation ont retrouvé leurs conditions physiologiques et normales. »

1. *Rapport officiel demandé à la Faculté de Médecine de Rome par M. le Ministre de l'instruction publique.* Membres de la Commission : MM. les professeurs CARLO MAGGIORANI, sénateur, FRANCESCO TODARO et ALIPRANDO MORIGGIA, rapporteur, — 1875.

1. *Rapport officiel de la Commission chargée, par M. le Maire de Turin,* d'examiner les résultats de la Méthode curative du bégaiement employée par M. Chervin. — Membres de la Commission : M. le Dr DOMENICO CARBONNE ; M. le Dr GIUSEPPE RIZZETTI ; M. le Dr RAMELLO, rapporteur. — 1876.

RUSSIE

Chargé en 1878, d'une mission scientifique en Russie par M. le Ministre de l'instruction publique, M. le Dr Chervin, sur l'invitation de M. le Ministre de la guerre russe Général Milioutine, donna ses soins aux enfants bègues des gymnases militaires de Saint-Pétersbourg. Pour constater les résultats obtenus par la Méthode-Chervin, une Commission (1) chargée de faire un rapport fut nommée.

Voici ce que nous lisons dans ce rapport :

« Les premières leçons sont consacrées à l'étude des éléments de la parole, aux voyelles, aux consonnes, dont le mécanisme de prononciation est étudié d'une façon particulière. Puis viennent alors des mots, des petites phrases détachées, de quelques syllables, qui sont dites avec une extrême lenteur, des histoires où les phrases sont partagées en petites propositions ; enfin, arrivent les lectures un peu plus rapides, d'abord sur des exercices préparés, puis sur un livre quelconque. A cela viennent s'ajouter des exercices d'improvisation et de récitation, des causeries qui rompent le malade à toutes les difficultés et lui donnent de l'aplomb.

Tous les élèves confiés à M. le Dr Chervin ont fait des progrès vraiment extraordinaires. Ils parlent aujourd'hui sans la moindre hésitation et sans faire la plus petite grimace.

En résumé, la Méthode-Chervin consiste dans des exercices très rationnels des organes phonateurs ; elle a tous les caractères d'un enseignement pédagogique rigoureux dans lequel l'action personnelle de l'élève joue un très grand rôle, et nous faisons des vœux pour qu'elle reçoive en Russie les encouragements qu'elle mérite. »

1. *Rapport de la Commission nommée par S. Ex. le général Issakoff, directeur des établissements militaires d'enseignement, sur l'ordre de S. Ex le ministre de la guerre* Membres de la Commission : S. Ex. le général-major Nossovitch, directeur du 1er gymnase militaire de Saint-Pétersbourg ; le colonel Makoroff, directeur du 2e gymnase militaire et le Dr Gorodkoff, médecin en chef du 2e gymnase militaire. -- 1879

§ II.

Bredouillement, balbutiement, blésité.

On nous fera peut-être observer que les extraits des rapports cités ne parlent que du bégaiement et ne disent rien des autres défauts de prononciation, tels que le bredouillement, le balbutiement, la blésité et ses nombreuses variétés.

En voici la raison.

Toutes les Commissions officielles qui ont été désignées pour examiner la Méthode-Chervin ont toujours été nommées en vue d'en suivre l'application dans des *Cours de prononciation à l'usage des Bègues*; or, les blésités nécessitent des soins particuliers et ne sont jamais traitées dans des cours. Et, lorsque nous avons présenté aux Commissions des personnes atteintes d'un vice quelconque de la prononciation ou de l'articulation, elles s'y sont peu arrêtées et n'ont fait que signaler le fait purement et simplement (1) en réservant la plus large place, dans le compte-rendu de leurs appréciations, à l'étude du bégaiement pour laquelle elles avaient été spécialement constituées.

Mais la Méthode-Chervin obtient toujours les mêmes succès, qu'il s'agisse de corriger le bégaiement ou tout autre défaut d'articulation.

Et ce fait est important à retenir, car nombre de personnes croient qu'il est impossible de faire disparaître ces mille défauts de prononciation qu'on désigne sous le nom général de *blésité*, et qui ont le grave inconvénient de donner à ceux qui en sont atteints un « air de niaiserie » qui les expose au ridicule.

La blésité, on le sait, est un défaut de prononciation qui consiste, soit à substituer une consonne à une autre, soit à dénaturer la prononciation d'une consonne. Le plus souvent ces deux cas sont réunis.

1. Voir, par exemple, dans l'extrait du Rapport de l'Académie de médecine, page 12, ligne 34 : « Nous avons observé et interrogé seize malades présentant tous les degrés du bégaiement, *et même de simples vices de prononciation.* »

La blésité porte surtout sur les quatre articulations, Z, S, J, CH, qui sont substituées les unes aux autres. C'est ainsi qu'on a :

Le zézaiement, ou substitution de *z* à *j* (zouzou pour joujou, zeudi pour jeudi) ;

Le sessayement, ou substitution de *s* à *ch* (*s*eval pour cheval, *s*ien pour chien) ;

L'iotacisme, ou substitution du *j* au *z* (amu*j*ement pour amusement, pri*j*on pour prison) ;

Le chuintement ou substitution de *ch* à *s* (*ch*ac pour sac, *ch*oupe pour soupe).

La substitution des lettres les unes aux autres varie à l'infini, de telle manière qu'il est impossible de donner à chacun de ces défauts un nom spécial : (*n*ou*n*ou pour loulou, *t*ar*t*assone pour Carcassonne, *t*ucre pour sucre, *d*arçon pour garçon, etc., etc.).

Quelquefois, la substitution n'existe pas, il n'y a qu'une sorte de déformation de la lettre. Cette déformation est simple chez ceux, par exemple, qui parlent *du bout de la langue* et qui grasseyent. Chez d'autres, elle est compliquée d'un sifflement qu'accompagne l'émission du son ou qui est produit par l'adjonction d'une sorte d'*ll* mouillée : *Jllou*j*llo*u pour joujou, ch*ll*ien pour chien, amus*ll*ement pour amusement. Lorsque l'adjonction du son de *ll* mouillée se fait à la consonne *S*, il n'y a plus seulement déformation, il y a encore substitution du son *ch* et on entend alors : pin*chll*on, pour pinson.

On vient de voir combien sont nombreuses les variétés de la blésité et il est facile de s'expliquer maintenant pourquoi elle doit être traitée dans des leçons particulières, spéciales à chaque cas. Mais quels qu'ils soient, tous ces défauts de prononciation peuvent toujours disparaître, sans crainte de récidive, dans une quinzaine de jours d'un travail assidu et attentif.

NOTICE

SUR

L'INSTITUTION DES BÈGUES DE PARIS

I

L'*Institution des Bègues de Paris* a été fondée en 1867, par M. Chervin aîné, avec le concours de M. le Ministre de l'Instruction publique ; mais les travaux de M. Chervin aîné sur le bégaiement remontent à 1844.

Cette création dont la nécessité était démontrée par l'existence de plus de cent mille bègues en France, répondait aux vœux émis à différentes reprises par des Commissions, officiellement désignées pour examiner la Méthode-Chervin.

A côté des Institutions des Sourds-Muets et des Aveugles, n'était-il pas naturel de créer une Institution des Bègues?

L'Institution fut installée, avenue d'Eylau, 90, dans le quartier le plus sain et le mieux aéré de Paris, à proximité de l'Arc de Triomphe de l'Étoile, du Trocadéro et du Bois de Boulogne, dans une élégante et confortable maison entre cour et jardin.

Les élèves arrivèrent rapidement; leur guérison fit grand bruit dans leurs familles et dans leur entourage, et l'Institution bien vite placée au premier rang dans l'estime publique, fut subventionnée par la ville de Paris.

Dès cette époque, M. Chervin aîné associa à ses travaux son fils M. Arthur Chervin, alors étudiant en médecine, et son frère M. Amédée Chervin, Professeur de l'Université.

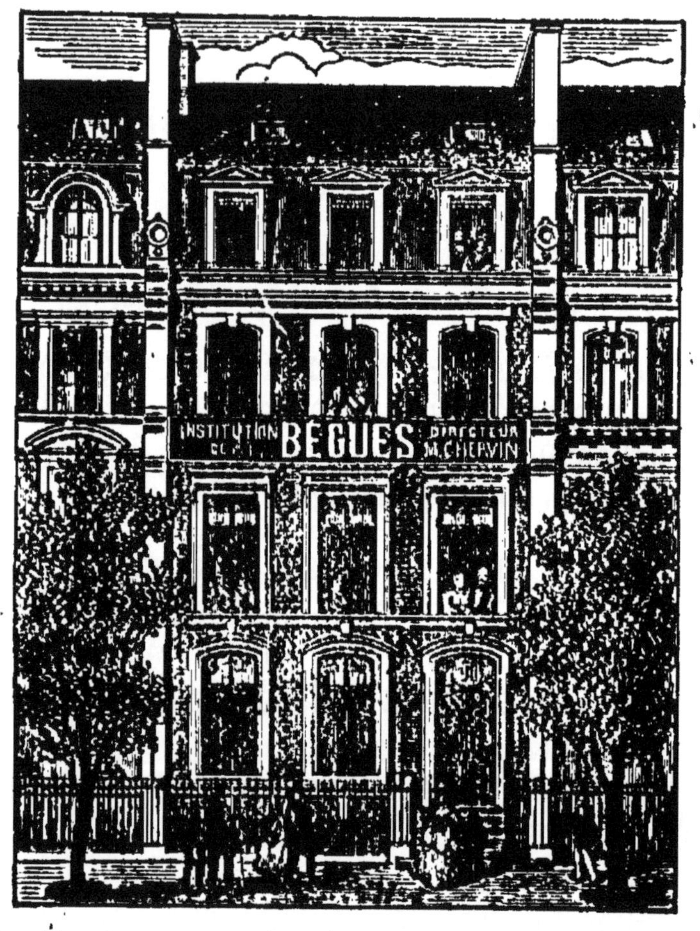

Mais, il n'y a pas des bègues qu'à Paris et tout le monde ne peut pas faire le voyage de la capitale. Aussi, encouragés par les administrations locales, MM. Chervin entreprirent-ils de créer, dans les grands centres, des cours périodiques qui seraient comme des succursales de l'*Institution des Bègues de Paris*. Les conseils généraux du Rhône, des Bouches-du-Rhône, de la Haute-Garonne, de la Gironde et du Nord, ainsi que les conseils municipaux de Lyon, Marseille, Toulouse, Bordeaux et Lille, votèrent des subventions afin de faire profiter les bègues indigents des bienfaits de la Méthode-Chervin. Et, depuis plus de dix ans que ces cours existent, ils n'ont cessé de donner les meilleurs résultats et de rendre les plus grands services.

La réputation dont jouissait l'*Institution des Bègues de Paris* s'étendit bientôt à l'étranger, si bien qu'en 1869, M. Chervin fut appelé en Espagne pour y créer des cours à l'usage des bègues. Les villes de Barcelone et de Madrid votèrent des subventions, le Gouvernement chargea M. Arthur Chervin d'enseigner dans les Universités de l'État la nouvelle méthode qui partout comptait les mêmes succès.

En Belgique, la ville de Bruxelles, en Italie, les villes de Rome et de Turin, et le Gouvernement italien lui-même, fondèrent des cours à l'usage des bègues pauvres, où M. Amédée Chervin va professer tous les ans.

Enfin, M. le Dr Chervin, chargé en 1878 d'une mission scientifique en Russie par M. le Ministre de l'Instruction publique, fit à Saint-Pétersbourg et à Moscou, sur la demande de M. le Ministre de la guerre russe, des cours aux élèves bègues des écoles militaires. Et, sur le rapport d'une Commission officielle, il est question de créer à Saint-Pétersbourg une Institution des bègues sur le modèle de celle de Paris.

Dans beaucoup d'autres villes, l'établissement de Cours de prononciation à l'usage des bègues a été demandé par les Administrations publiques, mais, loin de songer à créer de nouvelles succursales, MM. Chervin seront probablement contraints d'en abandonner quelques-unes, pour consacrer tout leur temps à l'*Institution des Bègues de Paris* dont le nombre d'élèves augmente d'année en année.

En 1878 M. Chervin aîné, a cédé à son fils le Dr Chervin, la direction de l'*Institution des Bègues de Paris.*

Cette retraite que commandaient près de quarante

années d'une laborieuse carrière, toute entière consacrée au professorat, n'a changé en rien la marche habituelle de l'Institution où habite toujours son ancien Directeur. Ce sont toujours les mêmes traditions, les mêmes exercices, la même méthode qui y sont pratiqués par ceux-là mêmes qui depuis plus de dix ans ont collaboré à cette œuvre à la fois scientifique et humanitaire.

II

Pour répondre aux demandes de renseignements qui nous sont adressées, voici, résumé en quelques pages, tout ce qui a trait à l'Institution, à sa méthode et à son organisation.

Nature du traitement. — Le traitement des bègues par la Méthode-Chervin ne comporte ni remède ni opération, ni l'emploi d'aucun instrument dans la bouche. Il consiste dans l'application méthodique et raisonnée d'un grand nombre d'exercices de langage, présentant successivement toutes les difficultés de prononciation que rencontrent les bègues.

Durée du traitement. — Le traitement des bègues dure vingt jours. La première semaine est employée à ramener l'instrument vocal à son état primitif normal, la seconde à contracter un langage facile et naturel, la troisième à fortifier ce nouveau langage acquis par l'imitation pratique et journalière, plutôt que par des théories et des préceptes.

Rentré dans sa famille, l'élève devra encore surveiller son langage pendant 1, 2, 3 ou 4 mois, temps qui variera selon l'attention et la persévérance apportées dans ce petit travail.

Succès du traitement. — Le succès du traitement est toujours certain pour les élèves dociles, attentifs, laborieux, persévérants, mais ces qualités sont indispensables. Nous ne pouvons donc jamais prendre aucune responsabilité de succès. En effet dans notre traitement, nous faisons de l'éducation, de l'enseignement et non de la médecine, ou de la chirurgie. Or, si le médicament et le bistouri peuvent se passer du concours du sujet, il n'en est malheureusement pas de même d'un procédé pédagogique. Le succès d'une méthode quelconque dépend autant et plus de l'élève que du professeur.

Enseignement simultané. — Tous les élèves bègues prennent leur leçon ensemble, simultanément. L'enseignement en commun donne de l'émulation, de la vie, de l'entrain, qui le rendent plus facile et plus profitable.

Les élèves seuls sont admis à la leçon : la présence des parents, des amis serait une cause de gêne et de distraction.

Pendant les intervalles des leçons l'élève répète seul, dans sa chambre, les exercices de langage indiqués par le professeur. Cette recommandation regarde principalement l'élève qui ne prend que deux heures de leçons par jour.

Enseignement individuel. — L'enseignement individuel ou particulier est donné aux élèves qui le réclament, et qui, pour le prix des leçons, traitent de gré à gré.

Enseignement par correspondance. — Notre méthode reposant tout entière sur des *leçons de prononciation*, nous ne pouvons naturellement pas l'employer par correspondance, pas même avec les personnes familiarisées avec l'art oratoire. Pour tout ce qui concerne la prononciation, l'exemple est dans la parole du maître.

Enseignement dans une langue étrangère. — Des cours spéciaux ont lieu en Anglais, en Italien, en Espagnol et en Russe.

Ages des élèves. — L'âge n'est jamais un obstacle au succès, lorsque la volonté et la confiance ne font pas défaut.

La confiance est nécessaire au succès de toutes les entreprises. L'enfant est confiant, ses organes ont une grande souplesse et, chez lui, la mauvaise habitude est encore récente ; mais l'adulte, même sceptique, a beaucoup plus d'énergie et de persévérance dans la volonté. Chaque âge a donc ses avantages et ses inconvénients.

Nous avons des élèves de tous les âges, depuis cinq ans jusqu'à soixante.

Prix du traitement des bègues. — Le prix ordinaire du traitement des bègues est de *quatre cents francs* ou de *huit cents francs*, par élève, selon la gravité du mal, et, par conséquent le nombre de leçons que réclame la guérison.

Les élèves qui bégaient peu, dont la respiration n'est pas sensiblement irrégulière, qui répètent seulement quelques syllabes, prennent une heure de leçon le matin, et une heure le soir, et payent 400 francs.

Ceux dont la respiratin est tour à tour haletante, saccadée, difficile ; qui restent court devant certaines syllabes ou qui les répètent un plus ou moins grand nombre de fois, ces élèves prennent deux heures de leçons le matin et deux heures le soir, et payent 800 francs.

Enfin, il y a encore les élèves qui ont besoin de soins particuliers, à cause de leur caractère, de leur tempérament, de leur santé ou du genre spécial de leur bégaiement : ces élèves traitent de gré à gré, aux prix de 1,200 fr., 2,000 fr., 3,000 fr. etc.

Ces différents prix de 400 fr., 800 fr., 1,200 fr., etc., ne peuvent être arrêtés qu'après un examen attentif du sujet. En effet, un bégaiement très prononcé, disparaît quelquefois plus vite qu'un léger défaut de prononciation. C'est surtout l'attention, la ferme volonté qui déterminent le succès, et, certains élèves studieux peuvent suppléer, en partie, aux cours du professeur, par un travail personnel. Mais il est absolument indispensable de suspendre toutes les occupations habituelles pendant la durée du traitement, afin de se consacrer uniquement à la pratique des leçons et des exercices.

Les honoraires se payent : moitié au commencement, moitié à la fin du cours.

Prix du traitement pour la blésité. — Le prix du traitement pour la blésité, le grasseyement, le bredouillement et autres défauts de prononciation, se traite de gré à gré, mais il n'est jamais inférieur à 1000 fr.

Ces défauts varient à l'infini et les personnes qui en sont atteintes sont, pour cette raison, traitées séparément.

Le traitement dure de quinze à vingt jours.

Prix du traitement pour les défauts organiques. — Le prix du traitement pour les personnes opérées d'une division congénitale du palais ou du voile, ou pourvues d'un appareil prothétique est de 3, 4 et 5,000 francs selon la gravité du défaut à corriger.

Ces personnes sont traitées séparément et leur traitement dure un ou deux mois.

Internat et externat. — Les élèves sont internes ou externes à volonté ; mais l'internat qui met en rapport l'élève avec le maître, pendant toute la journée, est, par cela même, bien préférable. L'internat n'existe qu'à Paris, chaque élève est logé séparément ; des appartements de famille sont offerts aux parents qui désirent surveiller le traitement de leurs enfants.

Le prix des chambres est de 2, 3 et 4 fr. par jour, le service compris.

Le prix de la nourriture est de 7 fr. par jour, trois repas par jour.

Dates de l'ouverture des Cours. — Nos *Cours de prononciation* durent vingt jours et se succèdent à peu près sans interruption à

Paris ; mais ils n'ont lieu que deux fois par années, à Lyon, Marseille, Toulouse, Bordeaux, Lille, Bruxelles et autres villes où nous avons établi des succursales de l'Institution des Bègues de Paris.

L'élève en retard qui n'assisterait pas à la première leçon, serait ajourné au Cours suivant. Nous invitons même les élèves à se présenter à nous, la veille de l'ouverture du Cours, de 10 heures à midi, pour recevoir les observations particulières que leur position pourrait nous suggérer.

Précautions urgentes. — Les personnes décidées à suivre nos leçons, sont priées de nous prévenir quelques jours à l'avance parce que la nature de notre enseignement ne nous permet pas de réunir plus de dix élèves à la fois ; nous les prions aussi d'attendre notre réponse pour se mettre en route, car la date que nous indiquons pour l'ouverture du Cours pourrait changer, par suite de circonstances indépendantes de notre volonté, et leur occasionner un voyage inutile. Enfin elles voudront bien nous dire en même temps si elles se logeront et se nourriront à l'Institution.

Si nous avons atteint le but que nous nous sommes proposé, nos lecteurs, après avoir pris connaissance des extraits des rapports officiels sur notre méthode et de la notice sur l'organisation de l'*Institution des Bègues de Paris*, doivent être complétement édifiés.

Nous espérons avoir réussi à les convaincre que, le bégaiement même le plus invétéré et le plus prononcé peut toujours être considérablement diminué et dans la grande majorité des cas, être entièrement corrigé avec du travail, de la volonté et de la persévérance, et que pour les autres défauts de prononciation tels que le bredouillement, le balbutiement, la blésité, etc., la guérison entière, complète, définitive est la règle.

Nous croyons aussi avoir répondu à toutes les questions qui pouvaient les intéresser. Mais nous n'en restons pas moins à leur disposition dans le cas où ils auraient encore quelques renseignements à nous demander.

Dr CHERVIN.

Du bégaiement considéré comme vice de prononciation. Mémoire lu à la Sorbonne, dans la réunion des Sociétés savantes des départements, par M. CHERVIN aîné, 1866 . . . . 3 fr.

Statistique du bégaiement en France, d'après le nombre des conscrits bègues exemptés du service militaire de 1850 à 1859, par M. CHERVIN aîné, 1878 (Rapport à M. le Ministre de l'Instruction publique : Mission scientifique). . . . . 3 fr.

Statistique des bègues par arrondissements, cantons et communes, dans les départements du Nord, de la Gironde, des Bouches-du-Rhône et de la Haute-Garonne, par M. Amédée CHERVIN, 1875.

Chaque département pris séparément. . . 1 fr.

Étude comparée du bégaiement en France, en Italie et en Belgique, par M. Amédée CHERVIN (Rapport à M. le Ministre de l'Instruction publique : Mission scientifique), 1878 . . . . 3 fr.

Analyse physiologique des éléments de la parole. Voyelles et Consonnes, mécanisme de leur prononciation, par le Dr Arthur CHERVIN, 1878 . . . . 2 fr. 50

Du bégaiement et de son traitement. Discours prononcé en séance générale du Congrès périodique international des sciences médicales, à Amsterdam, par M. le Dr Arthur CHERVIN, 1879. 1 fr.

Physiologie du bégaiement, par le Dr Arthur Chervin. Mémoire lu à la Société de médecine de Paris, 1880. . . . . . . 1 fr.

Imprimerie, A. DERENNE, Mayenne. — Paris, boulevard Saint-Michel, 52.

www.ingramcontent.com/pod-product-compliance
Ingram Content Group UK Ltd.
Pitfield, Milton Keynes, MK11 3LW, UK
UKHW021022200726
13857UKWH00004B/1531